主编 ◎ 王晓鸣

守望百年微笑

百/岁/老/人/寻/访/札/记

U0215086

浙江科学技术出版社

图书在版编目(CIP)数据

守望百年微笑：百岁老人寻访札记/王晓鸣主编.
—杭州：浙江科学技术出版社，2021.10
ISBN 978-7-5341-9876-2

Ⅰ.①守… Ⅱ.①王… Ⅲ.①长寿—通俗读物 Ⅳ.
①R161.7-49

中国版本图书馆CIP数据核字(2021)第188717号

书　　名　守望百年微笑：百岁老人寻访札记
主　　编　王晓鸣

出版发行　浙江科学技术出版社
　　　　　杭州市体育场路347号　邮政编码：310006
　　　　　办公室电话：0571-85176593
　　　　　销售部电话：0571-85176040
　　　　　网　址：www.zkpress.com
　　　　　E-mail：zkpress@zkpress.com
排　　版　杭州兴邦电子印务有限公司
印　　刷　浙江新华印刷技术有限公司

开　　本　710×1000　1/16　　　印　张　15
字　　数　175 000
版　　次　2021年10月第1版　　　印　次　2021年10月第1次印刷
书　　号　ISBN 978-7-5341-9876-2　定　价　48.00元

版权所有　翻印必究
（图书出现倒装、缺页等印装质量问题，本社销售部负责调换）

责任编辑　梁　峥　　　　　　　**封面设计**　金　晖
责任校对　张　宁　　　　　　　**责任印务**　田　文

本书编委会

主　　编　王晓鸣

编　　者　肖鲁伟　钱　烨　吴　峥　宋春晓

　　　　　张丽萍　程志文　周国儿　矫金玲

　　　　　樊多多

编写助理　马昇越　方敏娟　沈莹菲　林　瑶

　　　　　高雅虹　楼　彦

认识生命，探索生命的本源，年复一年，从古至今，从来没有停止过。

《黄帝内经》是中国最早的中医药典籍之一，也是中国传统医学四大经典之首。正如浙派中医的杰出代表人物、明代张景岳所说，此书讲的是"生命之道"。

《黄帝内经》开卷第一篇《上古天真论》中有一段君臣之间有关生命健康的绝世精彩对话，至今依然光彩夺目："昔在黄帝，生而神灵，弱而能言，幼而徇齐，长而敦敏，成而登天。乃问于天师曰：余闻上古之人，春秋皆度百岁，而动作不衰；今时之人，年半百而动作皆衰者，时世异耶？人将失之耶？岐伯对曰：上古之人，其知道者，法于阴阳，和于术数，食饮有节，起居有常，不妄作劳，故能形与神俱，而尽终其天年，度百岁乃去。今时之人不然也，以酒为浆，以妄为常，醉以入房，以欲竭其精，以耗散其真，不知持满，不时御神，务快其心，逆于生乐，起居无节，故半百而衰也。夫上古圣人之教下也，皆谓之虚邪贼风，避之有时，恬淡虚无，真气从之，精神内守，病安从来。是以志闲而少欲，心安而不惧，形劳而不倦，气从以顺，各从其欲，皆得所愿。故美其食，任其服，乐其俗，高下不相慕，其民故曰朴。是以嗜欲不能劳其目，淫邪不能惑其心，愚智贤不肖，不惧于物，故合于道。所以能年皆度百岁而动作不衰者，以其德全不危也。"这段对话告诉我们，只要遵守天真，即能享受天年，度百岁而去。反之则半百而衰。历史跨越到今天，国泰民安，健康长寿，成为国人最为迫切的期盼。没有全民的健康，就没有全面的小康。国民的健康长寿，也是充分展示我国社会主义制度优越性的重要标志。

根据《浙江省2018年老年人口和老龄事业统计公报》，浙江省有百岁老人2559人。2020年第七次全国人口普查结果显示，浙江省常住人口有64567588人，由此计算出浙江省百岁老人约占浙江总人口的0.004%。可见，能达到天命百岁并不是一件容易之事。"十三五"期末我国人均期望寿命达到77.3岁，"十四五"期间我国人均期望寿命的目标是达到78.3岁。百岁老人以自己的百岁荣光受到人们的羡慕和尊重。

为了探寻长寿的实现途径，展现生命健康之旅的真谛，推广发扬健康的生活方式，让更多的人能从百岁老人的经历中得到启迪，浙江省中医药学会发起了百岁老人寻访活动。在4年时间里，面对面地实地采访了省内255位百岁老人，占全省百岁老人的10%，又对其中10%的老人做了现代生物学的检查和研究，终于写出了值得好好品味的《守望百年微笑：百岁老人寻访札记》（以下简称"札记"）。札记以写实的手法，将重点放在对百岁老人居住环境、生活习惯、衣食住行、生活轨迹和当下身体状况的真实描述上。虽然没有铺张的说理，但是当读完札记后，能体会到平淡中的神奇，感受到人活百岁不是梦，健康长寿的钥匙就在自己手中。回过头来，我们再一次品味《黄帝内经·上古天真论》中的君臣对话，不得不佩服古代中医先贤对生命现象的深刻理解和智慧诠释。大道至简，却内涵丰富。

　　札记中50位百岁老人的百年岁月，虽然各有特色，却都印证了一条颠扑不破的长寿之道：简单生活，顺应自然。如果读者从这部札记的阅读中得到点滴的受益，则幸莫大焉。

肖鲁伟

2021年5月15日于杭州

第一章　起居有常，生活规律

第二章　饮食有节，五味调和

第三章　心胸有量，恬淡虚无

附　录

当我们谈论"长寿"时,

我们在谈论什么?

······ 壹 ·····

长生之溯源

时间,苍茫无期。但,正如时间的进程未知,人类探索的脚步一刻也没有停止过。因为不满足对未知领域的认知,我们努力探索,越贴近,越好奇;越好奇,也越震撼。

人的自然寿命究竟应该有多长?这是一个自古以来就被密切关注的话题。古往今来,人类一直在追求长寿。

在查询各种百岁老人的"长寿秘诀"时,得到的答案多种多样——宽心、子女孝顺、少食多餐、每天一杯生姜茶、闲不住、多包容不生气……但,是否所有的百岁老人都如此克制自律?答案是否定的。个体不同,条件有别,个性迥异,的确很难让人信服从古至今的长寿老人们会有一些绝对的共通性。有的百岁老人简餐素食、家庭和睦、脾气甚好、心有信仰,有的百岁老人无肉不欢、烟酒在手、饮食不定、四世同堂，有的百岁老人一生劳作、心无空闲、生活凄凉、百年孤独……

他们，人生轨迹各异。但他们，同样岁逾百年。

中国古代先哲的长寿观

中国古代先哲倡导"天人合一"。他们认为人的健康长寿与自然地理有着密切的关系，与所居地的气候、水土、地理地貌息息相关，只有与自然环境保持和谐统一，才能预防疾病，增进健康，得以颐养天年，获得长寿。

中医四大经典著作之一的《黄帝内经》，提及养生当"法于阴阳，和于术数，食饮有节，起居有常，不妄作劳""故智者之养生也，必顺四时而适寒暑，和喜怒而安居处，节阴阳而调刚柔，如是则辟邪不至，长生久视。"其核心思想就是"天人相应"——"居处依天道""饮食遵地道""精神皆安，以此养生则寿"。

儒家倡导"仁者寿"。在《论语》中，"寿"只出现了一次，却道出了长寿的秘诀。子曰："知者乐水，仁者乐山；知者动，仁者静；知者乐，仁者寿。"身心越是愉悦，人体内的物质、能量的转变越是积极向上，进而即使遇到烦恼事，也能够轻松高效地化解。怡情、养性、道德，是养生的根本之一。

《吕氏春秋》写道"流水不腐"。在古代，人们一直以运动作为生命的基本特征。对此，清初的颜元先生在《言行录》中概括出："养身莫善于习动，夙兴夜寐，振起精神，寻事去做。"

而道家提倡静养。老子、庄子都主张"清静无为"，《淮南子·原道训》说："静而日充者以壮，躁而日耗者以老。"

《黄帝内经》同样提出"静养顺天"。南北朝时期的陶弘景在《养性延命录·教诫篇》中总结道："静者寿，躁者夭。"在道家的意识里，寿命有定数，而静养和减少消耗能使精气内守，保养肾精。中医养生治病都讲求天人和谐，《黄帝内经》将动静的关系概括为"能动能静，解以长生"，人要与一年四季、一日晨昏的节奏同步，阴阳的刚柔弛张要和谐。

　　古代的养生家们综合各家各派的长寿理论，并和有关医学知识结合，创立了丰富的养生保健技艺。譬如书法、绘画、舞蹈、音乐、古琴、弈棋、歌咏等传统文化，它们之间皆有相通性，都以守神为上，要讲究韵律，以神韵为至上；又都要求遵循规律、"顺而已矣"和"顺天避邪"等，可谓寓养于乐。

现代人的长寿研究

　　央视有一档节目《走近科学》曾专门探讨过关于长寿的主题。栏目开始就提及几位被报道过的世界上最长寿的人，有的人甚至活到了129岁。可是在现实生活中，大多数人的寿命远远没有那么长。资料统计显示，中华人民共和国成立前，中国人的平均寿命是35岁；到了1980年，中国人的平均寿命是68岁；2019年，则为77.3岁。据说，"中国长寿之乡"的评选有3个必达指标：百岁老人占总人口的比例、当地人口的平均预期寿命、80岁以上老年人口占总人口的比例，其他还涉及经济发展、居民收入、社会保障、生态环境等方面。2013—2016年，中国老年学和老年医学学会先后授予浙江省永嘉县、桐庐县、丽水市、文成县和仙居县为"中国长寿之乡"，其中丽水市是全国唯一获得这一殊荣的地级市。在这些著名的长寿之乡，不仅人均寿命长，百岁老人更是比比皆是。那么，究竟是什么原因使他们的平均寿命大大高于普通人呢？

在中国长寿之乡江苏省如皋市，当地人有一种说法："我们都偏好豆制品，因为它的营养比较丰富，对人体有益。"日本相关科研人员对豆腐做过更加详细的研究：日本的长寿地区冲绳本来是没有豆腐的，自从明末清初的隐元禅师把豆腐从中国带到日本后，冲绳的长寿人口就越来越多。

丹麦是一个小国家，只有几百万人口。19世纪时，丹麦有一家专业机构把国内共计3000多对同卵双胞胎都做了登记，跟踪观察他们的生老病死。因为他们的基因是完全一样的，所以如果他们的寿命有差别，则说明完全是由他们的生活方式造成的。研究的结论是：人的寿命大概有25%是由基因决定的，75%是由个体的日常生活方式决定的。

美国耶鲁大学和加州大学曾经合作研究了"社会关系如何影响人的死亡率"的课题，研究者随机抽取7000人进行了长达9年的跟踪调查。研究发现，乐于助人且与他人相处融洽的人，其健康状况和预期寿命明显优于常怀恶意、损人利己的人，且后者的死亡率比正常人高出1.5～2倍，在不同种族、阶层、健身习惯的人群中都得出了相同的结论。研究结果说明：行善能延长人的寿命。

美国波士顿大学医学院曾对800位百岁老人及其700名兄弟姐妹和子孙进行了研究。"人们通常认为，教育和经济状况对人的寿命有直接影响，但实际上它们并没那么重要。"波士顿大学医学院医生托马斯·珀尔斯称，在他们的研究对象中，有些人根本没受过正规教育，有些人曾是研究生；有些人非常富有，也有不少穷人；有些人是素食主义者，也有些人极爱吃富含脂肪的食物。

日本人也向来以长寿闻名。和美国老人略有区别的是，日本的长寿老人们格外注重饮食。专家们将日本人的饮食习惯概括成以下几个方面：一是经常吃鱼且酷爱吃海藻。日本每年人均吃鱼100多千克，超过大米的消耗量。日本人还经常吃海带、海苔等海藻。海藻中含有丰富的微量元素和膳食纤维，它们是对付高血压和糖尿病的"杀手锏"。二是经过一项对数十名日本百岁老人的饮食调查发现，90%以上的人都爱吃炖烂的肥猪肉。专家指出，肥肉炖的时间长，其中的饱和脂肪酸含量会大幅下降，这会让肥肉中不利于健康的因素（饱和脂肪酸、胆固醇）转化为有利于健康的因素（单不饱和脂肪酸、多不饱和脂肪酸）。

大量研究结果表明，有人一辈子重视养生、亦步亦趋，却并非长寿之命；有人条件拮据、习性不定，却活逾百年。那么，影响长寿的原因究竟是什么？为什么"长寿之途"如此悬殊？

长寿之谜，远远未解。

但真相未必只有一个……

• • • • • 贰 • • • • •
课题研究之路漫漫

"健康是幸福生活最重要的指标，健康是1，其他是后面的0，没有1，再多的0也没有意义。"国家主席习近平鲜明论述健康之于生活和发展的重要意义。

近10年来，浙江省百岁老人的人数翻倍增长，据《浙江省2019年老年人口和老龄事业统计公报》，截至2019年末，全省共有百岁老人3206人，杭州市百岁老人数居全省之首，其次为温州市和台州市。

"十三五"期间，浙江省主要健康指标居全国前列。到

2020年底，全省人均期望寿命达79.47岁，居各省之首。

长寿，缘何？是遗传因素导致的必然结果，还是后天可为的结果？遗传、环境、心理、生活习性等因素，对人类长寿的影响如何排序？孰重孰轻？在长寿者中，是否存在一些共性的生活轨迹？

浙江省名中医研究院院长肖鲁伟说："研究百岁老人，其实是在关注正确的健康养生理念。长寿是健康最突出的标志，百岁老人是健康长寿的成功实践者，他们的生活经历就是一部养生学。"

由浙江省中医药学会提出的"关于百岁老人健康长寿原因调研"这一课题研究的现实意义毋庸置疑，但围绕这个课题，该如何开展？取样范围如何锁定？可操作性如何？调研内容应该涵盖哪些方面？为此，课题团队头脑风暴了多次，最终达成一致。从2013年开始，课题调研范围涵盖了浙江省的11个地区、30多个市县，寻访过的百岁老人达255位。针对每位百岁老人，都会提前请相关市县中医药学会与老人家属做好沟通对接工作，老人及其家属知情同意后自愿参加调研者方可筛选入内。每次调研寻访之行，省级专家和目标市县的中医药学会或医疗机构专家、社区责任医师一起组建团队，共同承担调研任务，建立健康档案，进行动态管理，针对老人的实际情况提出健康指导建议，按需给予医疗咨询服务；同时填写"健康长寿问卷调查表"，详细记录每一位调查对象的个人基本情况、人口学特征、家族遗传、疾病谱、生活方式、个性嗜好、中医体质等诸方面的细节。因此，本研究所涉及的所有真实案例及相关数据报告，皆是由浙江省中医药学会研究团队成员竭尽全力取自一线的数据，希望这些数据尽可能以最原始、最真实的状态呈现在读者面前。

相比一些历时数十年、取样对象广至几千人的调研，或许我们的课题所包罗的调研对象在数量上并不取胜，但是我们调研的范围——浙江省，精准；数量——255人，有限；结果——每人均实地寻访、了解、核实，足够明确清晰。我们确信：这一调研课题，取之有度，采之有节，言之有理，立之可信。

　　成功从来不是一蹴而就的事。从研究方案初具雏形到可行性如何、取样过程是否有阻碍，再到寻访之旅正式启程之后的联系、对接、跟访……整个调研团队从体能到心理都经历了重大考验。我们经历过深入大山历时个把小时、几十个急转弯的盘山公路把人转得晕车的不易；经历过方言沟通不易，身边一时找不到当地村民帮忙翻译而不得不通过手势、表情勉强彼此理解的窘迫；见过所寻访老人因为习惯了一辈子的安静生活，突然面对我们一行来访时显露出精神紧张和不安……但，念念不忘，必有回响。我们得到更多的是温暖，及彼此的成就和成长。很多我们所亲见的百岁老人，以自己的天真心性和天生的热情，欢迎我们进入他们的日常生活，毫无刻意，纯粹天然。

　　因此，作为专业的医护人员，我们并非简单地定义和探秘所谓的"长寿密码"，只是做最真实的记录和最直接的解读，通过真实案例和数据分析，帮助你我重新审视百岁老人身上有什么值得我们参考学习的地方。我们同你一样好奇，影响人体长寿的因素有哪些？这些"长寿之星"想引导我们了解什么？……相信每个人都会找到自己的答案。

　　当我们零距离接触了255位百岁老人，聆听他们讲述跨越世纪的诸多故事，摄录下他们如同孩童般的笑脸时，我们确信这是我们的大幸，也希望作为读者的你同样能感受到这份幸福。

· · · · · 叁 · · · · ·
当梦想照进现实——百岁老人的"养生经"

回望我们寻访过的百岁老人，或许他们并不懂得"春生、夏长、秋收、冬藏"的长寿之道，或许他们也说不出太高深奥妙的话，他们的语言质朴简单，但诚实直接，且容易遵守："早餐要吃得好""晚上别吃太多，否则会生病""睡得香，吃得好，活得就长""我参加了很多有意思的活动""不要和孩子们发脾气耍威风，要知足常乐"……但是你能从他们对待生命和苦难的乐观豁达中，从对日常生活的体验中体会到《黄帝内经》的核心思想——"食饮有节""起居有常""不妄作劳""恬淡虚无""精神内守"。情志、饮食、起居、运动，这些源于《黄帝内经》的中医养生四大基石，也许就是人们所期望的健康长寿之道吧！

主动养生，形神共养

在我们采访过的百岁老人中，不乏健康素养水平较高的老人，他们会有意识地主动养生。譬如生活精细讲究的肛肠科专家陆琦、生活规律的老护士傅梅生、乐观豁达的中医专家钟一棠等，在他们身上可见一斑。

百岁老人陆琦，从事肛肠专业80余年，为肛肠健康事业奋斗了一生。陆老说："养生一在身体，二在心灵。"他有一幅书法作品很好地概括了其"心灵养生"的主张："善者必寿。"陆老说他吃东西没什么特别的，讲究的是营养均衡，补充各方面的营养。陆老的早饭是很讲究的。起床第一件事是喝一杯500毫升的温开水。温开水也有讲究，里面有煮过的大蒜、生姜、柠檬汁、米醋四样东西。喝完水吃两片涂有奶酪、花生酱、桑葚膏的面包，然后是一个鸡蛋、一杯牛奶，再将用胡萝卜、红豆、薏米、银耳、红枣、黑芝麻、蜂蜜等煮成的糊吃掉。一顿早餐的食物品种，加起来不下20种，正应了那句话："早餐要吃得像皇帝。"

从事了一辈子护理工作的百岁老人傅梅生，生活极其规律，很爱干净，自己打扫房间，走路不用人扶，除了血压稍高外，其余身体指标都正常。在饮食上，老人强调"吃饭不过饱"，平时也喜欢吃原汁原味的东西，如蜂蜜、核桃等，每天吃一个鸡蛋。

出身于宁波中医世家的百岁老人钟一棠的"养生经"则是"无我，养心"。钟老说："我多年来一直提倡乐观豁达、与人无争的生活态度。对事做到淡泊、坦然，对人做到友善、宽容，遇到琐事、杂事、苦恼事，事事不往心里搁；吃得香，睡得实，放得下。这就是我长寿的重要原因之一。"无我养心，形神共养。

自然养生，安度百年

当然，我们接触过的大部分百岁老人文化水平不高，但他们生活方面的习惯，会不自觉地符合前人总结的养生经验，殊途同归。

在百岁老人潘奶孙、胡琴秀等人身上，我们看到了这世间难得的天真气。103周岁的潘奶孙老人住在文成县巨屿镇孔山村，那是一个风景很美的小村庄。和儿媳同住的潘奶孙老人有着实打实的"三寸金莲"，超爱吃自家种的各类豆子，基本每顿都有两三个以豆子为主的蔬菜；每周吃一两顿肉，每次只吃一两块；吃白粥时尤其喜欢就着自家腌制的清炒雪里蕻，胃口好时能把汤汁倒到粥里吃个干净。

胡琴秀老人生活在天台县平桥镇石竹村，体态匀称，精气神儿很足。老人的小儿子说，母亲的生活基本能自理，只是有些气喘，平日里也没什么特别的喜好，常常念经。老人的房间门口挂着几串佛珠，每一粒念珠早已被摩挲得裹了层岁月的包浆。她从拜佛念经中修得"善"，以慈悲为怀，日常琐碎之事也总是平心待之。

略通草药，助力健康

庆元县松源镇的周金莲老人，我们分别在2014年和2017年拜访过两次。第二次见到她时，她已经111周岁了，依然举止灵活。周金莲老人从小跟着亲戚识药采药，常常用草药给村里的孩子治病，是一位乡村中医。她自己得了病，就采些草药治治，常年用一种草药的嫩叶泡茶喝，据说可以去火。或许正是这些山里的草药保障了她的健康。

在瑞安市马屿镇梅德村，我们如约见到了当年已经108周岁的姜碎凤老人。老人的父亲以前是土郎中，开有中药铺，老人自然也懂些草药知识。她的孙媳告诉我们："老人很少生病，几乎没进过医院，即使有点不舒服，她也只是到田间自己采些草药泡水喝。"

和姜碎凤老人异曲同工的，还有朱奶丁老人和杨金姣老人。朱奶丁老人做过几十年的接生婆，自然略通医道，习惯在家里备些常用的草药，喝凉茶或者外敷都能用上。杨金姣老人则十分看重"饭力"。她的父亲是诸暨当地有名的郎中，自她小时候起就跟她讲医书中记载的有关米饭的好处。

百岁菇民叶端兴，祖孙四代和香菇结下了不解之缘。孙子叶全荣说："爷爷现在年纪大了，腿脚也没有以前利索，我们总是劝他闲下来享享清福，但种了一辈子香菇的他已经离不开香菇了，平时就帮着我们守守菇棚，看看香菇，偶尔还指导我们种香菇。"叶端兴喜欢种植香菇，也喜欢吃香菇。《本草纲目》认为香菇甘、平、无毒，能益气不饥，治风破血，化痰理气，益味助食，理小便不禁。因此，香菇被称为"长寿菜"。

●●●●● 肆 ●●●●●
课题研究小结

255例被调查的百岁老人中，年龄最大的达116岁。男性83人，占33%；女性172人，占67%。

通过面对面的调研访谈，我们不难发现百岁老人身上的一些共通点，主要包括以下几个方面：

睡眠起居规律

百岁老人的睡眠都相对充足。据调查显示：38%的老人每天睡眠9小时以上，38%的老人每天睡眠7~8小时，缺少睡眠的人很少（表1）。早年因生活条件所限形成"日出而

表1　百岁老人睡眠时间

睡眠时间	比例
不到3小时	2%
4~6小时	18%
7~8小时	38%
9小时以上	38%
缺失	4%

作，日落而息"的生活习惯，也是大多数百岁老人所遵守的起居规律。这说明人们的起居只有与自然阴阳消长的变化规律相适应，才有利于健康长寿。

饮食荤素搭配

纵观我们采访过的长寿老人，他们生活环境各异，饮食偏好也不尽相同。调查结果显示：67.8%的百岁老人习惯荤素搭配（表2），有一个共同点就是不多吃，每餐只吃七分饱，真正做到了《黄帝内经》中所提倡的"食饮有节""谨和五味"。

表2　百岁老人饮食习惯

饮食习惯	比例
吃荤	13.8％
吃素	14.9％
荤素搭配	67.8％
缺失	3.5％

生活满意幸福

在调查中发现，有的老人经历坎坷，有的老人生活环境和条件并不好，但大多数的百岁老人对目前生活依然感到满意。调查结果显示：百岁老人对生活比较满意的占59%、还算满意的有25%（表3）；47%的百岁老人觉得自己很幸福、很快乐，33%的百岁老人感到基本快乐（表4）。这说明知足常乐，保持最简单的需求，才是淬炼心智、净化人生、健康长寿的最佳途径。

表3　百岁老人对目前生活的满意程度

对目前生活的满意程度	比例
比较满意，生活水平有所提高	59%
还算满意，生活水平基本没有多大变化	25%
不满意，生活水平降低	3%
很不满意	0
不知道	4%
缺失	9%

表4　百岁老人与其他老人相比幸福程度

与其他老人相比幸福程度	比例
很幸福，很快乐	47%
还可以，基本快乐	33%
说不好	6%
不幸福，有点难受	4%
很不幸福，非常难受	1%
缺失	9%

锻炼方式是散步与家务

　　根据调查显示，79%的百岁老人选择最多的锻炼方式是散步（表5）。散步是老人最简单易行的运动方法。历来养生家多主张在食后或睡前散步，如清代养生家曹庭栋在《老老恒言·散步》中说"步主筋，步则筋舒而四肢健"，饭后散步可"散其气与输其食，则磨胃而易腐化"；闲时散步可"养其神"；睡前散步是"以动求静"，有助于睡眠，阐述了散步具有帮助消化、舒利关节、流通气血等作用。

表5 百岁老人体育锻炼或运动健身的主要方式

体育锻炼或运动健身的主要方式	比例
散步	79％
跑步	1％
球类运动	0
游泳	0
打拳	1％
舞剑	0
其他	19％

还有，在生活自理情况调研中发现，21%的百岁老人生活完全能够自理，40%的百岁老人基本能够自理，做一些力所能及的家务（表6），说明家务也是这些百岁老人"锻炼"的方法之一。

表6 百岁老人生活自理情况

生活自理情况	比例
完全能够自理	21％
基本能够自理，部分活动需要帮助	40％
基本生活需要帮助	29％
卧床，完全不能自理	10％

修心养性自身求

在宗教信仰方面，百岁老人以信仰佛教的居多，占比约为29%，信仰基督教的有6%，只有18%的老人明确表示自己没有宗教信仰（表7）。此外，我们通过课题调研发现，心态、性格对长寿的作用不容小觑。有的老人拜佛诵经，有的老人种花逗鸟，有的老人琴棋书画（表8、表9），乐趣有异，所求相同，都是从自己感兴趣的、能安抚情绪、愉悦生活且适合自己的方式中寻得爱好、信仰，以此养心养身。这说明修心养性自身求，才能活得更长久。

表7　百岁老人宗教信仰

宗教信仰	比例
佛教	29%
基督教	6%
无	18%
缺失	47%

表8　百岁老人参加娱乐活动的主要方式

参加娱乐活动的主要方式	比例
唱歌（戏）、跳舞	9%
养动植物	6%
书法绘画	5%
打牌或下棋	12%
看电视或听广播	41%
其他	27%

表9　百岁老人个人爱好

个人爱好	比例
钓鱼	62%
打麻将或打牌	17%
听音乐	8%
弹奏乐器	5%
跳舞	1%
书法绘画	7%

盛世人添寿

政府对老年人的关切与重视。从2011年起，浙江省设立了高龄老人补贴制度，对80周岁以上的高龄老人，在享受城乡居民养老金待遇的同时，享受高龄补贴，2018年又提高了补贴标准。调查结果显示：百岁老人32.5%的经济保障来源于政府补贴（表10）。这说明社会养老服务政策越来越好，老年人老有所养、安居乐业有保障。

表10 百岁老人经济来源

经济来源（多选）	人数
过去的积蓄	15
退休金	28
子女赡养	186
政府补贴	83
其他	27

人际关系良好。调查结果显示：48%的百岁老人与其他老年人经常来往、互相帮助或一起活动（表11）；51%的百岁老人与邻里关系相处融洽（表12）。这说明积极参加邻里社交，通过相处交谈、调节情绪有助于个体保持自身的心理平衡状态，"有社交的人会更长寿"。

表11 百岁老人与其他老年人关系

与其他老年人关系	比例
经常来往、互相帮助或一起活动	48%
关系疏远，不太来往	27%
只有在节日联系	10%
其他	7%
缺失	8%

表12　百岁老人与他人相处关系

与他人相处关系	比例
很好	51%
较好	24%
一般	20%
不太好	2%
非常不好	0
缺失	3%

　　子女孝顺。据我们课题组调研结果显示：70%的百岁老人家庭氛围非常好、子女孝顺和尊敬老人（表13~15），72.9%的百岁老人生活来源于子女赡养。子孝孙贤是中华民族的传统美德，有儿孙们的孝顺和无微不至的照顾，才有老人们的长寿和好福气。通过对百岁老人的寻访，我们了解到老人和子女合居的情况最多，占61%（表16）。虽然有些百岁老人因为种种原因并未与子女一起生活，但子女还是会时常过去看望和照顾，给予他们精神上的安慰。

表13　百岁老人与家人关系

与家人关系	比例
很好	70%
还可以	28%
比较差	2%
很差	0

表14　百岁老人受尊敬程度

受尊敬程度	比例
非常尊敬	77%
一般	20%
无法受到尊敬	1%
其他	0
缺失	2%

表15　百岁老人受孝敬程度

受孝敬程度	比例
很受孝敬	68%
比较受孝敬	19%
一般	9%
不太受孝敬	1%
缺失	3%

表16　百岁老人合居人员

合居人员	比例
独居	23%
配偶	3%
子女	61%
配偶及子女	4%
其他	7%
缺失	2%

体质与健康长寿

据164位百岁老人中医体质调查结果显示：单一体质的有65人，占39.63%；兼夹体质的（同一位百岁老人身上存在2种或2种以上体质）有99人，占60.37%。单一体质老人中，平和质的有38人，占58.46%；气虚质的有10人，占15.38%；阴虚质的有8人，占12.31%；其余体质者如阳虚质（2人）、血瘀质（2人）、气郁质（2人）、痰湿质（1人）、湿热质（1人）、特禀质（1人）人数较少。

王琦院士于2021年在丽水举办的"中医药与健康长寿"论坛上所作的《健康长寿的六个科学问题》主题报告指出，"分清体质类型是养生的关键"，提倡"中医体质全生命周期健康服务"。辨识老年人体质类型，针对不同体质制订健康管理方案，体现了中医因人制宜的健康养生观。

"寿脉"与"寿舌"

通过此次课题的调研发现，有的百岁老人身上所体现的"寿脉"信息，不容忽视。浙江省中医药研究院盛增秀研究员曾写过一篇《寿脉名论评议》的研究论文，他认为"寿脉"是指长寿的脉象，是平脉中最为吉祥的一种脉象。

在调研中也发现，许多百岁老人舌质嫩如孩童般，我们称之为"寿舌"。这可能是因为老人牙齿脱落，在饮食上都会以精、细、软为主，长此以往，舌质自然返老还童如婴儿状态。

•••••• 伍 ••••••
编外话

长寿是一本大书，渴望长寿是人之大求。

从百岁老人们身上我们看到了什么？在实地寻访、问卷调查、翔实记录的基础上，调研组整理了50位百岁老人的文案，按照"起居有常，生活规律""饮食有节，五味调和""心胸有量，恬淡虚无""动静有度，不妄作劳""晚年有乐，其道天真"分门别类，并从医学视角进行观察与思考，上溯《黄帝内经》，中至"健康素养"，下达乡土风俗，试图提炼和揭示健康长寿的原因，用活生生的实例诠释什么是健康的生活方式，取书名为《守望百年微笑：百岁老人寻访札记》。

所以，这本书是每一个儿女都应该送给父母、长辈的礼物，是每一个希望成为最好的自己、日子过得舒心洒脱的人应该送给自己的枕边书。

本书编委会
2021年6月8日于杭州

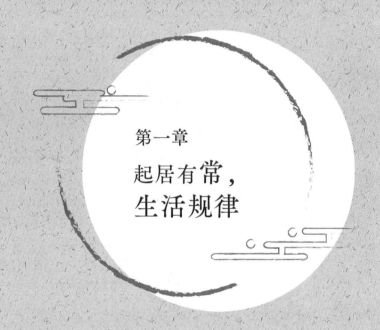

第一章

起居有常，
生活规律

傅梅生

··○○○ ✿ ○○○··

生活规律的老护士

文 / 王晓鸣

采访时间 / 2016年3月

人生名片

傅梅生，女，1913年农历八月出生于建德城北刘家小屋，童年生长于蒋家畈；1920年始学于东关临江国民小学，约半年后转入浙江省立第九师范附属小学念书；1928年，经基督教会友人推荐考入浙江广济护校就学；1931年，从护校毕业，进入广济医院（今浙江大学医学院附属第二医院）工作；1932年，转入杭州丝厂医务室工作；1934年，因大儿子重光出生，歇业在家；1937年，因战乱开始了漂泊生涯；1941年，回到蒋家畈，其间开设小诊所；1950年，进入浙江省立杭州医院（今浙江省中医院）任外科护士长；1954年，升任护理部主任；1958年，因"反右倾"运动而降为普通护士；1971年，退休回家，安享天伦。

2016年3月的一天上午，我们随同浙江省中医药学会肖鲁伟会长、浙江省中医院离退办汪慧君主任一行，去看望住在杭州石桥街道居家养老服务中心的傅梅生老人。傅奶奶快满103周岁了，是浙江省中医院的退休护士，担任过护理部主任，我们此行也算是去拜访前辈了。

因为事先知道我们要来，傅奶奶早早地就在等候我们了。见到我们进门，傅奶奶笑眯眯地起身迎过来，招呼我们就座，并示意养老服务中心的工作人员给我们泡茶。

当汪慧君主任向她介绍肖鲁伟会长时，她惊喜地连声说了三句："你是肖鲁伟？"……"胖了，认不出来了。"是呀，毕竟岁月流逝，一晃几十年已经过去了。

因为汪慧君主任与傅奶奶很熟，傅奶奶也很健谈，所以话题很快就转移到长寿与健康上来了。

••••• 生活和做事极为规律 •••••

傅奶奶给我们最大的印象是：生活和做事极为规律。在不大的房间里，物品摆放整齐有序，连服药单都写得像医院的医嘱单，在不经意的言行举止间隐隐透出这位老护理工作者的职业素养。

她每天早上五点多起床，起床后在院子里活动一下。白天自己玩玩扑克牌接龙游戏，看看报纸。中午睡觉个把小时，时间不会太长，睡久了反而不舒服。每天晚上七点的《新闻联播》和《天气预报》是必看的，看完以后休息，这个习惯已坚持了几十年。

是啊，《中国公民健康素养——基本知识与技能释义（2015年版）》告诉我们：任何生命活动都有其内在节律性。生活规律对健康十分重要，工作、学习、娱乐、休息、睡眠都要按作息规律进行。要注意劳逸结合，培养有益于健康的生活情趣和爱好，顺应四时、起居有常。

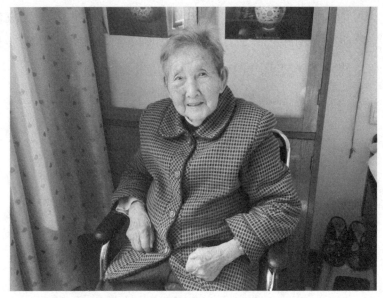

傅梅生老人

◆◆◆◆◆ 爱干净，爱劳动，关心国家大事 ◆◆◆◆◆

傅奶奶爱劳动，也很爱干净，自己打扫房间，生活能自理，走路不要人扶，除了血压稍高外，其余身体指标都正常。

傅奶奶喜欢看报纸，看《新闻联播》，关心国家大事。她跟我们说，虽已年过期颐，即将谢幕人生，仍每天浏览报纸杂志，观看电视，了解国内外大事，知晓杭州和建德的变化，深信子孙后代会牢记历史的经验教训，更希望祖国富强、人民幸福安康。

在饮食上，她喜欢吃甜食、水果、蔬菜，软饭吃一点点。老人强调："吃饭不过饱，不要吃得太多。"

那吃不吃补品呢？老人答道，吃原汁原味的东西，如蜂蜜、核桃等，鸡蛋每天吃一个。那些经过加工的补品从来不吃，亲朋好友送给她的，她都转送他人。

视力好，穿针引线不亚于年轻人

傅奶奶神清气爽，思维清晰，除了耳朵有点不便，说话要凑近她耳朵外，和她交流没有任何问题。她的听力虽然不如以前了，但是视力还可以，不用戴老花镜，穿针引线一点也不亚于年轻人。

"时过境迁，上世纪20年代在浙江广济护校的学习生活，因年深月久，已逐渐淡忘，唯有些琐碎之事仍魂系梦绕，无法忘怀。那时，新民路皮市巷口有爿协和西书店。女老板在卖书的同时兼卖男毛衣。给她结绒衣，每件有两块钱进账。为了缓解双亲的经济负担，我也揽上此活……从这以后，我爱上了打毛线，现今我仍乐此不疲。它帮我心明眼亮，双手和年轻人一样灵巧，连穿针引线也不用戴眼镜，你看这多好啊。"（摘自傅梅生自传《百岁回眸》）

基因遗传、家庭和谐与长寿关系密切

傅奶奶的儿子徐重光说："妈妈长寿的原因还有两点：一是家族基因遗传，我外公活到86岁，外婆活到88岁，要知道当时的农村不像现在有医保，有病也不看病、不吃药，如此长寿的确不容易。二是妈妈离开建德进入浙江广济护校学习，毕业后进入英国人办的广济医院，接受西方文化、生活方式的熏陶，退休前一直从事护理工作，养成了一些良好的生活习惯，这对她的健康是有益的。"

老人房间的床头柜上摆放着一对夫妻造型的泥塑，是女儿外出旅游时带回的，已有12年了，看得出老人很喜欢。

傅奶奶的丈夫是黄埔军校毕业的，从北京空军学院退休，已经去世多年。当问起她丈夫的情况时，她显然不想多

第一章 起居有常，生活规律

讲伤感的事，让我们看她写的自传《百岁回眸》中的描述：

"1971年左右，此时，炎武（傅梅生的丈夫）从北京空军学院退休已有5年，女儿一家也从苏北调回建德安顿，重光、重华（傅梅生的两个儿子）都在近边，全家老少能常常团聚，享受天伦之乐，美哉，美哉！可惜好景不长，到了难忘的1976年，国家风云巨变，老伴炎武也因心血管病医治无效，于5月23日离我而去。结婚40余年，我们相守相离各半（因为战乱及"反右倾"等事）。等到大家退休了，却又不能相伴到最后，我难过万分。

"在经历了人生的起伏与心酸后，我对人生的得失才看得比较清楚，对生活也比较知足，因为我虽历经种种磨难，如今却还能健康地活着。活着就是大喜事，其他都算次要。

"重光、重华在严东关长寿院与我相伴，乐怡和女婿常常来院团聚，各地孙辈和亲朋好友不时前来探望，逢年过节更是济济一堂。孩子们带我去新安江、千岛湖渔家乐游山玩水，品尝美味佳肴。亲情、友情使我的晚年生活丰富多彩，其乐融融。"

不知不觉快到中午，傅奶奶要吃午饭了，我们便起身告辞。临走时，肖鲁伟会长邀请傅奶奶回医院体检，她欣然答应。

初夏的一天上午，在肖鲁伟会长、汪慧君主任的陪同下，傅奶奶被接到了浙江省中医院体检中心。这次体检除了常规检查外，我们特地增加了一个项目，就是基因检测，需要专程送到上海的专业机构做检测。长寿真正的原因是什么呢？这是我们要研究的课题。

高彩芹

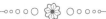

"抛头露面"的女强人

文 / 王晓鸣

采访时间 / 2017年3月

人生名片

高彩芹，女，1912年4月出生。在抗日战争时期，时年26岁的高彩芹被推荐为云和县妇女会常务副会长。高彩芹在"浙江省首届绿水青山大型公益集体婚典暨云和第二届'浪漫童话、真爱云和'婚纱摄影主题活动"中担任证婚人；还曾参与国内首部"长寿"纪录片——《长寿密码》的拍摄；丽水市和云和县媒体曾以"云和百岁'姐妹花'"为题，为她与三妹高彩香做了专题报道。

2017年3月的一天下午，淅淅沥沥下着春雨，风吹过来感觉还有一丝寒意，我们驱车来到以梯田闻名的小山城——丽水云和县。

高彩芹老人的家就在县城的解放街129号，这是一幢老式的住宅。在熟人的引导下，我们进门，经过一段狭窄的走廊，便是门厅，也是餐厅兼厨房，虽然简陋，倒也整理得井井有条，醒目处悬挂着"德高声远"的牌匾。

走进起居室，保姆迎过来告诉我们，老人还在午睡，我们便在门口静静等候。听见里屋有动静，过了好一阵，我按捺不住，好奇地推开门，只见老人正在"梳妆打扮"，一头白发梳得平整，我忍不住用手摸了一下，头发软软的、滑溜溜的。老人戴上了帽子，还用手捃了捃头发，照了照镜子，然后和我一起出来。我心想，这是一位注意形象、爱美的老人。

高彩芹老人这几天感冒了，嗓子哑哑的，不能大声说话，交流有点困难。见她一直看着我的记录本，猜测她可能识字，便请她在我的记录本上写她的名字，老人欣然答应，工工整整写下"高彩芹"三个字。我问老人："您读过书？"她说："是，高小毕业。"高小毕业生在那时可算是高级知识分子，女性更是罕有。

老人的女儿住得不远，闻讯赶过来，和我们讲起了老人的往事。高彩芹在云和可是知名人士，陪同我们前往的云和同行也与我们讲了几桩高彩芹的"大事"。我梳理了一下，高彩芹的人生经历便活灵活现地展现在我们面前。

····· 勤劳能干，有事想得开 ·····

高彩芹出生于1912年4月10日，是云和县凤凰山勤俭村人，共有兄弟姐妹四人，她是家中长女。高家在县里是名门望族，清朝道光年间，其曾祖父在云和做过知县。她从小家境优越，高小毕业后就帮助家里打理生意，管理家务，是父母的好帮手。成年后，她嫁给同城的黄家为媳，育有两女一男三个孩子。在她36岁那年，丈夫因病英年早逝，她独自撑起一个家庭的全部生计，还开了一间杂货铺。虽然日子过得辛苦，她仍然持有积极乐观的心态。

高彩芹的勤劳能干是有名的，不仅独自抚养孩子们成人，还帮助女儿养大了外孙。如今，儿女们也都80多岁了。

高彩芹一人独住，小辈们不放心，专门请了保姆照顾她，女儿住得近，经常过来看她。看着挂在起居室里的五世同堂"全家福"照片，真是羡慕。

·····人生精彩，期颐之年仍然"抛头露面"·····

抗日战争时期，浙江省省会曾迁入云和，一直到抗战结束后才从云和迁回杭州。那时，云和是浙江省的政治中心、抗战根据地，时年26岁的高彩芹被推荐为云和县妇女会常务副会长，她带领妇女们宣传抗日和减租减息。在交谈中，高彩芹老人反复三次提到"我是云和首任妇女会长"，看来这段经历足以让她引以为豪一辈子了。

高彩芹是云和县最年长的百岁老人，也是百岁老人的"代言人"。2015年9月，高彩芹在"浙江省首届绿水青山大型公益集体婚典暨云和第二届'浪漫童话、真爱云和'婚纱摄影主题活动"中担任证婚人，见证来自全球的百对新人订下百年好合的幸福契约。她还曾接受中央电视台的采访，参与国内首部"长寿"纪录片——《长寿密码》的拍摄。

高彩芹是大姐，二弟82岁病逝，四妹

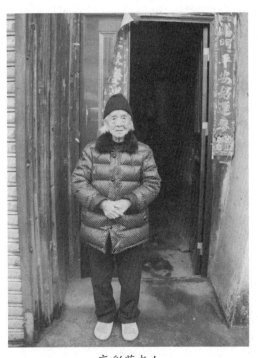

高彩芹老人

移居新西兰，享年94岁。三妹高彩香，与高彩芹同住云和县城，两家相距不远，姐妹俩最喜欢在一起谈天说地，回忆往事。姐妹俩是民国初年走来的大家闺秀，善良美丽闻名遐迩，丽水市和云和县媒体曾以"云和百岁'姐妹花'"为题，做了专题报道。2016年，100岁的高彩香过世。

·····长寿秘诀：生活规律，善待他人·····

高彩芹从来不挑食，用高家保姆的话来说："吃的与寻常人家没什么区别。"一般是一小碗米饭，加上应季蔬菜、豆腐、猪肉等。她最喜欢吃的菜是当地产的黑木耳，有时也会炖桂圆莲子红枣汤吃。那天我还留意到高彩芹和保姆的午餐：清炒黑木耳、煎豆腐、油焖笋和干菜烧肉。

高彩芹老人的生活很有规律，只要天气好，吃过晚饭后都会到附近的公园、广场走一走，然后回家看电视、看报纸。她几十年如一日，常用热水泡脚。她很爱干净，爱收拾打扮，每天都清清爽爽的。晚上9—10点钟睡觉，早上8—9点钟起床。如果天气不好，也会睡懒觉。夏天会起得早一点，起床后出去散步，回来再吃早餐。中午习惯睡午觉。虽然历经一个多世纪，她依然身材苗条、腰杆笔挺。

高彩芹经历过人生的坎坷，但她的心态特别好，正如她自己说的："要想得开，哭也没用，只有努力做事。"不管是对家人，还是对左邻右舍，她都是和谐相处，乐于助人。她心胸豁达，遇事从不放在心上，吃点亏没关系，不跟人家计较和争吵，大事化小，小事化了。

高彩芹老人说："人要善良，有事也要想得开。"这是一位世纪老人的金玉良言。

陈官明

坐如钟

文 / 钱烨，王晓鸣
采访时间 / 2016年4月，2021年8月

人生名片

陈官明，男，1917年11月出生。他是一位基层老党员，有63年党龄，担任了40多年村支部书记。他在工作上严于律己，生活起居作息规律，连坐姿都是标准的"正襟危坐"。

人为什么能活百岁？好像并没有人能彻底破解这个谜。纵然山好水好空气好、吃五谷杂粮算得一个解释，但也偏有百岁老人喜食肥腻，或者烟酒缺一不可的；纵使有人说"生命在于运动"，可有的百岁老人大门不出，二门不迈……所谓的"长寿密码"众说纷纭，而我们的百岁老人寻访之程从不探秘，只是做老人们最真实的记录和最直接的解读。

一方水土养一方人。位于丽水的缙云县是典型的"九山半水半分田"的山水之地，境内溪流遍布，森林茂密，黄龙风景区、仙都风景区更是闻名全国。县里的河流均为山溪性河流，至今绝大部分地区都保持着原生态的自然环境，许多村民仍习惯在溪边洗衣、取水家用。

陈官明是我们在缙云县拜访的第一位百岁老人。

那日清晨，车子在缙云五云街道杜桥村的村口停下，我们下车后被告知："再也开不进去了，只能步行。"正值清明时节久雨初停，阳光透过树枝稀疏地洒落下来，我们顺着田埂边的泥泞小路蜿蜒而上，漫步间能闻见花草香。山间的油菜花开了，映山红艳了，水塘边有妇人在洗衣服，满山满眼的春意翠滴滴地入眼来。

山路十八弯地走了约莫20分钟，领路人远远地指着前面一栋三层的小楼房，"那儿就是了"，终于到了。陈官明的小女儿和女婿下楼迎我们进门。走到楼梯间，抬头就看到一位精气神很足的老人正欲下楼，我们知道这位就是陈官明老人了。陈官明很有干部范儿，银边的眼镜，一身藏青色的夹克加西裤，踩一双深咖的轻便居家布鞋。

老人招呼我们坐下。自己明明搬过来的是一张靠背木椅，坐下后却是标准"正襟危坐"的姿势：挺胸、收腹、平视、两脚尖张开约60度角。正纳闷，还未等我们开口，老人的小女儿就解释说，父亲以前是村里的老支书，做支书之前又跟着师傅学手艺活，早时候的手工匠人规矩教得很严格，"父亲看电视、聊天、休息，只要是坐着，他都是这个姿势，一坐几小时不变的"，小女儿说道。

担任了40多年村支部书记的陈官明，严于律己、亲力亲为了一辈子。他在担任村支部书记期间，热衷于村委会相关事务，为村民服务，解答党员、村民在工作、生活中的各种疑惑，化解矛盾，解决困难。如今，每逢村里的"五清"党员集中活动日，他都会主动参与，捡垃圾、清河道都有他的份。村里考虑到他年事已高，有几次"五清"活动没有通知他，他知道后还埋怨村干部没有一视同仁。

年逾百岁的陈官明，每天雷打不动地早六点起床，晚七点按时睡觉。白天目送女儿、女婿出门上班后，老人就在家里自己照顾自己，闲来没事看看电视，到点了自己动手做饭。只要天气好，就把换下的轻巧些的衣服顺手洗了晾上，再顺便在阳台上晒晒太阳。傍晚做好了饭菜等孩子们回家。

老人看起来很宅，不过也很爱热闹。家人说，村子里每个月逢三逢八都有集市，一月六次，老人愣是次次不落地参加。每逢集市这天便起个大早洗漱完毕，走上两公里到集市转悠一圈，并不买东西，只是图个乐呵。要是赶上有戏看，陈官明更是开心得不得了。待转完看完，自己在东门吃个快餐，然后找几个老人凑一桌麻将，还专打"花牌"。

我们问陈官明的家人，老人最关心的事情是什么，家人几乎是异口同声地回答："健康。"小女婿说，老人会定期去县城的医院量下血压什么的，稍微有点不舒服也会第一时间告诉他们。老人目前身体整体状况不错，早年也抽烟，不过自从1992年胃溃疡开过刀后就戒了，这些年就稍微吃点胃药而已。老人爱吃蔬菜，荤食方面很克制，"最多一餐夹一两筷"。

和老人闲聊时，陈官明的小女儿拿出了过年时一家三口和老人的合照。当听到我们说他好福气时，陈官明笑笑："我有个姐姐是80多岁走的，我的爷爷也活到88岁，我们家有长寿遗传基因的。"我犹记得儿时跟着父母去做客，每次对着满头银发的长辈说祝词，脱口而出的总是那一句"长命百岁"。如今，寻访过几十位百岁老人之后，再审视这句话，不由得想：怎样才能"长命百岁"？

陈官明具有一位典型的基层老党员范儿，工作、生活都严于律己，"坐如钟，站如松"，连起居作息也近乎"死板"，这也是大多数百岁老人所遵循的"起居有常"的生活习惯。2017年诺贝尔生理学或医学奖获奖者是三位美国人，他们的获奖成果——"控制昼夜节律的分子机制方面的发现"，解释了植物、动物以及人类如何适应生物节律并与地球的自转保持同步，揭示了生物钟与健康息息相关的秘密。这一成果也佐证了"起居有常"的科学内涵：一切生命活动与生物钟的运转合拍同步，顺应四时气候变化规律，是健康长寿的重要环节。

《中国公民中医养生保健素养》对"起居有常"的解释是："起居有常，顺应自然界晨昏昼夜和春夏秋冬的变化规律，并持之以恒。"健康之道，无须远求，只需在起居之间时时留意，尽量保证规律作息，就会受益无穷。

2021年8月，将满104周岁的陈官明已经是一名有着63年党龄的老党员了。五年后再次见到他，他依然记得我们曾经来看望过他。他从房间里出来，往椅子上一坐，依然保持着"坐如钟"的姿态。我们见桌上放着中共丽水市委给他颁发的"光荣在党50年"纪念章，便给他戴上，并用手掂了掂纪念章，他也用手掂了一下，然后满脸骄傲地说："很重的，很（珍）贵的，我当了40多年的村支部书记，这是党

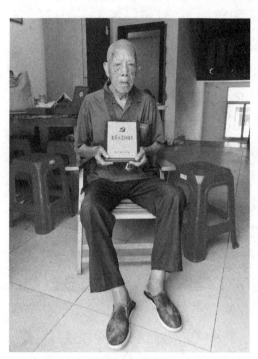

陈官明老人

中央发给我的。"虽然三年前老人曾经中风过，现在还在家调养，但他口齿非常清楚，能挂着拐杖走路，也能下楼。当我们踱步到阳台，说起五年前曾在这里合过影时，他听到后挂着拐杖慢慢踱了出来。岁月如梭，他始终热爱着党和国家，热爱着生活。

陈瑞连

道法自然

文 / 钱烨，王晓鸣
采访时间 / 2016 年 4 月

人生名片

陈瑞连，女，1917 年 2 月出生。她是一位普通的农村妇女，特别爱吃花生，以及其他带香味的食物，如红烧肉、酥饼等。

周杰伦在《七里香》中唱道："窗外的麻雀在电线杆上多嘴……那温暖的阳光像刚摘的新鲜草莓……"在丽水缙云县七里乡七里村，也是如此的光景下，我们见到了百岁老人陈瑞连。

彼时，陈瑞连独自倚坐在屋前的矮凳上，黑布鞋黑裤黑线衫，套一件赭红的外套，原木色的竹制拐杖斜靠在腿上，表情淡然，颇有气场，直至我们走近，老人才转换成笑容。几乎在半分钟时间里，门口集聚了和老人一同生活的诸多晚辈，我们不由得感慨：这是个群居的大家庭。

对老人的评价，大家各有千秋，儿子说她"好静"，孙媳说她"待人和气，好相处"，不过有一点是众口一词——"爱吃花生"！家人们说，老人最爱吃花生，每天非饭点闲坐时，只要给她花生，她就颇为满意地自剥自吃，吃个半天。陈瑞连好这一口，认识她的人都知道，以至于孩子们即使远在大都市工作生活，只要有空回来，总不免称上几斤花生带回家孝敬老人。

除了花生，酥饼和肉类也是陈瑞连的心头之好。和老人说话时，看到她的外衣口袋里鼓鼓囊囊的，试着往里一探，果然摸出个独立包装的肉松饼。老人的孙子补充说："她特别爱吃香香的食物，红烧肉、花生、酥饼……每天都得吃上几口，心情就好得不得了。"同为吃货的我听到这样的话，顿有"志同道合"之感。胃口好，吃嘛嘛香，陈瑞连的好气色和硬朗的身体，大概与此息息相关。

老人居住的三开间院落虽然已经老旧，但仍看得出当年的兴旺。随着晚辈们成家立业，这个大家庭的成员陆续迁居新房，只剩她还坚守在老房子里，因为"住得习惯，有感情了"。好在子孙们都住得近，每天都会抽空轮番过来照应老人的起居，陪老人晒晒太阳说说话，老人的日子也过得清闲安乐。

陈瑞连的作息很有规律：每天早晨六点起床，晚上六点多躺下，遇到下雨天会晚起半小时。做了一辈子家庭主妇，老伴是73岁时去世的，好在晚辈们孝顺，老人的晚年生活颇有保障，不愁吃穿，"不挑食，也从不唠叨，给什么吃什么"，只要手头有吃的，老人便觉得生活得很有底气。陈瑞连平常总会自己出去散步，非得找三两个同村的老人聊聊天，尽兴而归。

我提议给大家拍个全家福，老人的孩子们于是各自怀抱自己的孩子，老人端坐正中。拍完照片，我们问老人，觉得现在生活得是否幸福，她的孙子附在老人耳畔用方言翻译给她听，老人吃着刚从口袋里掏出的肉松饼并不言语，却点点头笑得跟小姑娘一样甜，答案已了然。

唐玄宗曾感叹缙云真乃"仙人荟萃之都也"，又亲书"仙都"二字，自此"仙都"之名沿用至今；相传此地又是黄帝升天之地，神仙灵气弥散于山水之间，佛教、道教养生文化孕育着一方人家。我们在缙云共调研了46位百岁老人，他们的"养生之道"大多与陈瑞连老人如出一辙，俨然以最平常不过的生活方式告知我们何谓"养生"。

"道法自然"语出老子的《道德经》，"人法地，地法天，天法道，道法自然"是老子养生哲学的核心。智者所见略同，《黄帝内经》所阐述的养生第一原则也是"道法自然"。然而陈瑞连老人并不懂多么高深的养生哲理，只是顺应自然，饮食有节亦有常，久居善地不轻易移动，日出而作，日落而息，生活规律，以自然之性为之。

养生之道，法于自然，这是轩辕黄帝养生之首则。贴近自然，简单生活，与世无争，吃的是家常便饭，住的是黄墙灰瓦，加上缙云的好山水，也许这就是当地百岁寿星们铭记于心的"长寿秘诀"吧，这亦是我们此次缙云之行最深刻的领悟。

叶长发

◦◦◦◦◦ ❀ ◦◦◦◦◦

五世同堂

文 / 钱烨，王晓鸣
采访时间 / 2015年10月

人生名片

叶长发，男，1915年11月出生。他曾念过三年私塾，做过裁缝。目前五世同堂，虽然已经100岁了，看着却像80来岁的样子，不戴老花镜也能看报纸。

长生不老，一直以来都存在于神话传说中。何以长生久视？其中的奥秘总是触手不及。根据2015年全国人口普查的数据，我国的百岁老人多居南方，而浙江便以18.2的长寿指数排名全国第八。那么，到底为何浙江的百岁老人如此之多？这个答案，或许可以从"中国长寿之乡"温州文成县一窥究竟。

文成凭借境内优质的生态环境、丰富的旅游资源，2015年8月被正式授予"中国长寿之乡"称号，成为浙江省继永嘉、桐庐、丽水之后，第四个获此殊荣的地区。

见到叶长发，并不是在他家里，而是一大早，他在孙媳的陪同下来黄坦镇卫生院做体检的时候。老人刚进大门，人群中就有人说了句："这老爷子精气神真好！"只见叶长发理着板寸头，一身藏青色的布衫，黑色布鞋，虽然挂了拐杖，走路倒也利索，身边的孙媳不过是象征性地挽着，并不需用力。

我们跟老人说："您这身衣服真精神。"孙媳说，老人以前是裁缝，今天穿的衣服就是他自己做的。过去，逢年过节，他总会被人请去家里做衣裳，待上十来天，把全家老小的衣服都裁好、做齐全了才换下一家做。

叶长发老人已经有100岁了，可是丝毫不显老，除了老年斑，脸上没有太多干皱的褶子，看着像80来岁的样子，不戴老花镜也能看报纸。在诊室，医生要给他测血压时，老人抬头看了看，孙媳似有领会，轻轻拍拍老人的肩头，俯身安慰他说："是做检查，测血压，不痛的。"老人的眉头才又舒展开来，脸上重新挂起了笑容。

问起老人的生活习性，孙媳告诉我们说："阿公以前喜欢喝白酒，每天二三两，后来因为得了高血压，已经十来年没喝酒了，也在坚持吃降血压药。此外，他身体挺健康的，连感冒都很少。"叶长发喜欢吃青菜，偶尔吃点肉，尤其喜欢吃豆腐和杂粮，目前的饭量和晚辈差不多，能吃一整碗米饭。作息也很有规律：每天早上六点多起床，晚上八九点睡下，下午会自己出去散步半小时，再慢慢踱回家等着开饭。

我问老人以前是否念过书，叶长发马上听懂了，竖起三个手指，笑呵呵地说了什么。因为是方言，他的孙媳赶紧翻译说，阿公念过三年私塾，所以也认得些字的。

在晚辈们眼里，叶长发是个很和善、脾气很好的长辈。虽然老伴去世20多年了，但是他并不感觉孤单，因为和儿子、儿媳、孙子、孙媳、曾孙、曾孙媳、玄孙等一大家子生活在一起，懂得关心晚辈，也喜欢陪着玄孙玩，所以在家里很"受宠"。孙媳说："大概就是'家有一老，如有一宝'，

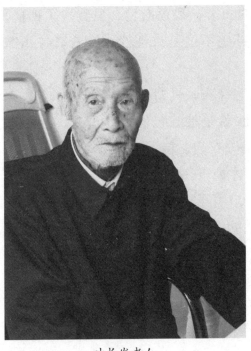

叶长发老人

他和5岁的玄孙是我们家的两大宝贝,大家都很喜欢阿公。"

叶长发说,他父亲是88岁时去世的,在那个年代,称得上是寿星了,他如今已经五世同堂了,还希望自己可以多活几年,看着家里的小朋友们长大些,自己也就心安了。

若要问叶长发老人是否满意现在的生活,我想一定会被告知:"活了一百岁,经历过多个年代,当下生活是最好的、最满意的。"或许每一位百岁老人,尝遍了一个世纪的酸甜苦辣,经历过清朝末期、军阀混战、日寇入侵等艰难岁月之后,他们的感受是最真切而深刻的,也是最有说服力的。如果要总结老人的长寿秘诀是什么,我想他会和其他百岁老人一样,轻描淡写地说:"平常心,什么都吃,生活规律,儿孙满堂,家庭和睦。"采访结束了,叶长发老人作息规律这一点给我们留下了深刻的印象。

我们的调研是最真实的记录,也是最直接的解读。"日出而作,日落而息"这一古时的生活习惯,是叶长发老人与大多数百岁老人所遵守的起居规律。人类生活在自然之中,与天地息息相关,人们的起居只有与自然阴阳消长的变化规律相适应,才能够健康长寿。

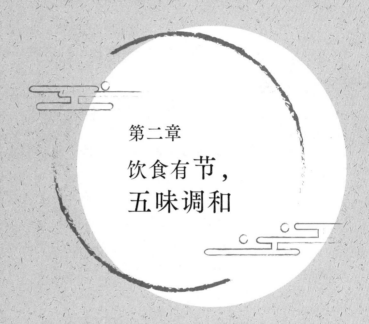

第二章

饮食有节，五味调和

陆 琦

早餐要吃得好

文 / 宋春晓，王晓鸣

采访时间 / 2020年1月，2021年3月

人生名片

陆琦，男，1921年8月出生。20世纪50年代，在浙江大学医学院附属医院（现浙江大学医学院附属第一医院）创立了中国第一个肛肠外科；1980年，任中华中医药学会肛肠分会副会长；1981年，创办了《中国肛肠病杂志》；1981年3月，创办浙江省中医药学会肛肠分会，任首任主任委员；被业内誉为"痔科元老"。他曾给周恩来总理看过病。

"完全看不出是100岁的老人啊。"见过很多百岁老人，经常脱口而出就是这句话。不要嫌我啰唆或者庸俗，当一位期颐之年的老人用坚毅的目光望向你，你感受到的是最热烈的生命力，这种感觉甚至比很多年轻的生命给人的感觉更强烈，心里瞬间蹦出来的确实就是这句话。

白皙的皮肤，一口整齐的牙齿，指甲干净整洁，银框眼镜也遮不住一双明亮有神的眼睛，连泛白的头发也是苍老中透着生机，穿着酒红色高领毛衣的陆琦，浑身散发着素净和儒雅的气质。

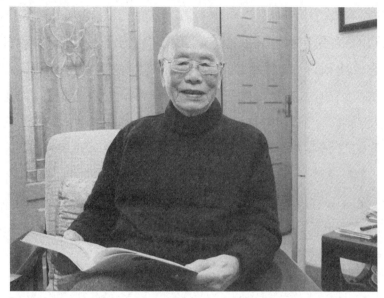

陆琦老人

　　这是我见到陆老的第一印象，那叫一个精神！没挂拐杖没坐轮椅，走起路来，不说脚下生风，但和"步履蹒跚"这样的词相去甚远。陆老像个一家之主，和我握完手，打过招呼，端出盛满橘子和草莓的水果盘，就开始介绍他的儿子陆谊、侄子陆斯乐。这让我觉得，我似乎只是在拜访一位年长的长辈。

·····"我和周总理的故事"·····

　　每个人的一生都会有那么一两件事引以为豪，在年老时回忆起来，也是熠熠生辉，不虚此生。用现在流行的话来说，那叫"高光时刻"。

　　对陆老来说，与周恩来总理的两次相遇就是他人生最高光的时刻。陆老是位国宝级的医生，被尊称为"痔科元老"。1960年，陆琦第一次为周总理看病，良好的治疗效果给周总理留下了深刻的印象。1962年12月中旬，周总理来到杭州，再次让陆琦为他的痔病做彻底治疗。周总理对陆琦采用的内痔插药疗法给予肯定："用古代方药，经不断筛选改进的方法很好，以后要培养学生！"这句话给了陆琦很大的激励和触动，之后，他用一生的时间践行了这句话。经过十多天的治疗，陆琦将周总理的痔病完全治愈。治疗期间，周总理的日常生活和工作丝毫不受影响。周总理非常高兴地说："缠身数十年的顽疾消除了。"

如今，陆老家里的墙上还悬挂着当年与周总理的合影，这是那段燃情岁月最好的见证。而附有周总理亲笔签名的照片，已经被陆老捐赠出去了。

陆老讲述这段故事时，思路清晰，逻辑很好，连当年周总理的表情神态、话语动作也记得特别清晰。见我低头记笔记，他就停下来等我，我写完了，他继续讲，也不乱。遇到我听不懂的，还没等我开口，他立马从我的神色判断出来，然后拿起笔工工整整地写在纸上给我看，写完继续讲，一个小时下来，说得非常顺畅。陆老眉目清明，言语间除了自信与骄傲，更多了谦逊和内敛。

·•••• 善者必寿 •••••·

陆老年轻时爱好广泛，摄影、书法样样精通。听闻我们来访，前两天特地写了一幅"弘扬祖国医药"的书法作品赠予浙江省中医药学会。即便已是百岁老人，陆老的书法依然行云流水，干净利落。陆老说，养生一在身体，二在心灵。他有一幅书法作品很好地概括了心灵养生的主张：善者必寿。陆老的小儿子陆谊说，这是父亲的座右铭。"父亲的心里很宽敞，无论遇到什么事情都不紧张，始终保持着平和的心态；待人也宽和，从不算计什么。"陆老的这种心性，使他在医学领域做出了相当卓越的贡献，或者也可以说，是陆老在医学上的精进培养了这般心性，并感染着他的家人。

陆老1921年出生于温州，后来在杭州佑圣观路开了私人诊所。他致力于推广自己的研究成果，造福社会，曾经一年有100多个临床病例验证他的疗法。终于在20世纪50年代，陆老在浙江大学医学院附属医院（现浙江大学医学院附属第一医院）创立了中国第一个肛肠外科。他与史兆岐、丁泽民等医学专家一起探讨中国肛肠疾病中西医结合治疗的学术问题。1980年，在原卫生部部长崔月犁的亲自主持下，正式成立了中华中医药学会肛肠分会，陆琦担任副会长。1981年，他创办了第一本肛肠科专业刊物《中国肛肠病杂志》，汇集全国各地最优秀的肛肠疾病研究学术成果。

如今的陆老虽已退休多年，却时时关注新闻时事，牵挂

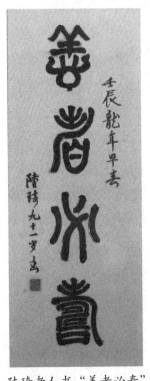

陆琦老人书"善者必寿"

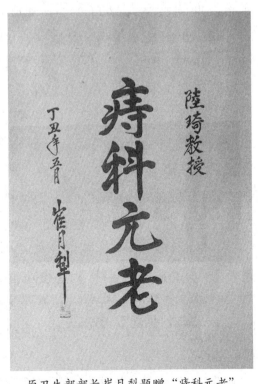

原卫生部部长崔月犁题赠"痔科元老"

着医学事业。"人不能停止思考，即使退休了，也要让头脑保持状态，经常思考，这是伯伯经常对我们说的话。"侄子陆斯乐告诉我们。陆老将自己收藏的大部分古代医书捐献了出去，也希望自己的学术思想、治疗方案等得到推广，让更多的人受益。陆老说到医学，说到动情处，颇有慷慨激昂之势，令人动容。

····· 早餐要吃得像皇帝 ·····

问起生活中的饮食养生，陆老爽朗地笑了，没有了谈医学、谈学术时的严肃，眉宇间也舒展开来，像个孩子一样坦诚。

他说自己吃东西没什么特别的，讲究的是营养均衡，补充各方面的营养。我们听了才知道，陆老的早饭是很讲究的。起床第一件事是喝一杯500毫升的温开水。温开水也有讲究，将煮好的大蒜、生姜、柠檬汁、米醋四样东西加到开水里，先喝，再吃两片涂有奶酪、花生酱、桑葚膏的面包。"桑葚营养很好，总理也吃这个，每天吃。"陆老笑着说。这还没完，然后是一个鸡蛋、一杯牛奶，再将用胡萝卜、红豆、薏米、银耳、红枣、黑芝麻、蜂蜜等煮成的糊吃掉。一顿早餐的食物品种，加起来不下20种。听完，我想起"早餐要吃得像皇帝"这句话，这说的不就是陆老吗？

上午九点吃早饭，下午一点吃中饭。"我父亲每天早晨这一顿是很重要的，中午就很随便，晚上吃得少。"陆谊说。说完，陆老若有所思地补充，另外一个重要的是保持口腔卫生。每次饭后或者吃东西以后要进行口腔清洁，保持口腔的洁净。

说起家常，陆老是个可爱的老人。他说他很喜欢黄山，

96岁的时候去爬了黄山，把迎客松拍下来作为网络社交的个性头像。看得出，陆老对过去那些美好而灿烂的岁月是极为怀念的，这种怀念却不消极，过去的日子依然鲜活，当下则有另一番滋味。他每天吃着"皇帝"一般丰富的早餐，用5G手机聊着微信，用着当下流行的电子支付，前两年还会一个人坐动车、高铁出门……他对世间的一切美好事物都饱含着最赤诚的热爱与好奇，而把最大的赤诚给了医学，他希望他的学术思想能够留存下来，造福全社会，希望所有的生命都远离病痛。这是一位百岁老人，但这颗心是多么年轻而炽热！

2021年3月5日，浙江省中医药学会庆祝"建党百年"系列活动启动前夕，学会名誉会长肖鲁伟、副会长兼秘书长王晓鸣再次拜访了陆老。陆老依然精神矍铄，他给活动启动仪式录制了视频致辞。在致辞中，他感恩党组织的教导，祝愿党青春永驻、辉煌永久。几分钟的致辞，他精神很好，吐字清晰，时不时还能脱稿讲述。录制完毕，爱好书法的陆老还书写"光辉历程"祝贺中国共产党成立100周年，书写"祖国医药普惠人间"赠给浙江省中医药学会。

张香梅

浙江省最长寿老人

文／钱烨，王晓鸣

采访时间／2015年8月，2015年11月

人生名片

张香梅，女，1900年10月出生。她生在农民家庭，从未上过学，20岁时嫁到温州苍南县凤阳乡鹤峰村。因家庭困难，将三个女儿卖给别人。丈夫英年病故，三个儿子也相继因病去世，只有小儿子陈仁莲陪伴在侧。早年居深山茅草房，房子坍塌后搬迁到娘家园林村的简易棚，2012年由政府补助搬迁至赤溪镇北岙内的鹤峰新村。2016年5月10日，张香梅在家中去世，成为浙江省最长寿的人。

张香梅老人出生于1900年10月26日，温州苍南县赤溪镇园林村人，后嫁入该县凤阳乡鹤峰村，百岁后迁入位于赤溪镇北岙内的鹤峰新村。2016年5月10日14时30分许，在家中去世，享年115周岁零6个月14天，是"浙江省最长寿老人"。2015年，我们曾两次走访张香梅老人，本文记录了当时的所见所闻。

从温州苍南县城出发，沿路青山绿水皆成风景，只是路途太远，感觉绕了个把小时的盘山公路，还是在路上。同行

的浙江省中医药学会肖鲁伟会长笑言："最长寿老人怎能这么轻易被你们看见呢？"

直到快把沿途景色自动回放成全景模式，终于被告知："到了。"下车，眼前是一幢幢排列整齐的农居房，高大的金属门，一入门便是一块屏风性质的木头挡板，屋里摆设简单，略显空旷。老人的小儿子陈仁莲说："母亲就住在这里。"因为刚下过雨，天气有些阴暗，待我们放轻脚步走近，看到挡板旁围着蚊帐的床上端正坐着的老人，在心里惊叹道：这就是现今健在的全省最长寿老人了。

老寿星饱经风霜的脸上刻满皱纹，但看得出精神还不错，只是看见生人来了，有些紧张。不过活到今天，老人什么场面没见过？想必是我们的突然造访，打扰了老人习惯的清净。

在张香梅老人的小儿子以及邻居叙述的碎片中，老人的一生在我们面前脉络分明地铺陈开来……

张香梅老人出生于苍南县赤溪镇园林村的农民家庭，从小就眼快手勤，是干农活的好手，还包揽了家务活。20岁时嫁到凤阳乡鹤峰村，她的勤俭持家深得婆家喜欢。凤阳乡是畲族之乡，山里条件艰苦，因家庭生活困难，老人的三个女儿在中华人民共和国成立前不得已卖给了别人。丈夫的病逝又给了她沉重的打击，从此一家的重担都落在她肩上。她日出而作，日落而息，开荒种菜，养猪养鸡，采茶砍柴，艰苦的日子磨炼了她的意志，也练就了她强壮的身体。后来三个儿子又相继因病去世，唯一陪在老人身边的小儿子陈仁莲，因家境贫穷一直未娶，和老人相依为命。

据邻居说，张香梅的家曾经三度搬迁，早年居鹤峰村深山茅草房，房子坍塌后搬迁到娘家园林村的简易棚。近年在政府的帮助下，她移至山下，搬迁到现在居住的赤溪镇北岙，终于住上了宽敞的新房。

老人平时很爱干净，勤换衣物，家里虽然家具甚少却收拾得干干净净。在了解老人的饮食起居情况时，老人的小儿子说，她从来没得过大病，小病小痛也不多，前几年还能自己做饭洗碗、料理家务。近年来身体不如从前好了，稍显虚弱，消瘦了些。平时大多静坐休息，或者屋前屋后散散步。

老人的生活很有规律，晚上七八点睡，早上六七点起床，睡眠充足。食量也不错。老人的饮食习惯一直是谷类食物为主，多素少荤，爱吃番薯丝、咸菜、蚕豆、带鱼等；细嚼慢咽，也喜欢吃甜食，有时还喜欢喝点米酒。

在与老人小儿子和邻居们的交谈过程中，我们感觉到张香梅老人的生活近乎贫穷，她的高寿要得益于家族的基因，据说老人的几位兄弟都活到百岁上下。此外，老人一生为人厚道，心胸豁达，待人和气，从不与人争吵；而且她喜欢劳动，到八九十岁还养猪、下地、砍柴，百岁时还能洗衣服做饭，这也是老人长寿的原因吧。

过了几个月，我们又一次去看望张香梅老人，这次主要是给她做一下体检，检查结果血压、脉搏、心电图、B超、生化全套等基本正常。又过了几个月，一则新闻《浙江116岁最长寿老人去世，生前百岁时还会织渔网》引起我们的关注，方知张香梅老人在家中无疾而终。

古人云："人生七十古来稀。"如今生活条件好了，长寿老人越来越多，可是这些百年人瑞的长寿秘诀是什么？张香梅老人的饮食习惯与《中国公民健康素养——基本知识与技能（2015年版）》所要求的不谋而合："膳食应当以谷类为主，多吃蔬菜、水果和薯类，注意荤素、粗细搭配。"谷类食物是中国人传统膳食的主体，以谷类为主的膳食既可提供充足的能量，又可避免摄入过多的脂肪，对预防心脑血管疾病、糖尿病和癌症有一定作用。《黄帝内经》也说："人以水谷为本，故人绝水谷则死。""谷不入，半日则气衰，一日则气少矣。"强调了谷类食物对人体的重要性。目前，有些人为了减肥而不吃主食，这与健康长寿法则是相悖的。

或许，世上真正可以恒久的，恰恰是最质朴、最简单、最原生态的。张香梅老人的长寿秘诀在于：以谷类食物为主，多素少荤；劳作、家务是她的锻炼方式；心灵纯净与待人真诚，无敌于时间而长寿。

张桂香

❀

心中有佛，过午不食

文 / 王晓鸣

采访时间 / 2016年9月

人生名片

张桂香，女，1911年10月出生。30岁守寡，一人拉扯着几个孩子，种过田，养过猪，年轻时生活艰苦。念经拜佛是每天的必修课。晚年过午不食，生活自理。

虽然台州仙居县被评为"中国长寿之乡"，但是在台州地区，百岁老人最多的却是温岭市，据报道，2016年底已有94位百岁老人。听闻温岭太平街道小南门桥鹤鸣村有位百岁老人张桂香，将满105周岁，思路还很清晰，生活起居能自理，我们在温岭市中医院李正祥书记的陪同下前去看望。

一走进张桂香老人的家，她便笑着迎了出来："谢谢你们来看我。"老人一边拉着肖鲁伟会长的手，一边说。只见张桂香老人拾掇得清清爽爽，手腕上带着几串手链，脚上穿着一双绣花鞋。老人的玄孙女正好在家，她告诉我们："太奶奶除了耳朵有点背，身体一直很硬朗，目前生活起居都可以自理，连衣服都是她自己洗的，家人帮助烧烧饭就可以了。"老人听不懂普通话，听力也不太好，玄孙女就成了我们的"传声筒"。

这次走访百岁老人的队伍有点"庞大",除了我们学会以外,温岭市中医院和景岳堂药业有限公司的志愿者也加入进来。一下子来了这么多人,原本安静的小巷顿时热闹起来。邻居们闻讯都围了过来,听说是浙江省中医药学会来调研百岁老人的,大家七嘴八舌地与我们聊起来:"她这么多年都没见老,相貌跟二三十年前一样。""老人平时身体很好,连个头痛脑热都没有,就是早些年曾经摔过跤,腿脚不太利索。""家有一老,如有一宝,家里人都对老人十分尊敬的。""以前太辛苦,现在才会长寿。"大家都说张桂香老人"yiu(台州话发音)好,心肠好,很善良,邻居有病有灾的,都乐于帮助"。看得出来,老人深受街坊邻居的尊敬。

•••• 吃得苦中苦,方为人上人 ••••

张桂香老人年轻时生活很艰苦,膝下有两儿两女,丈夫英年早逝,30岁就守寡的她,一人拉扯着几个孩子,种过田,养过猪,还要做家务,实属不易。现在仍是家中"权威",家人都很尊重她。她轮流在两个儿子家居住,每家住一个月。"现在国家政策好,我有500元工资了。"老人开心地说。老人口中的"工资"是指当地政府给百岁老人的补贴。

张桂香老人住在二楼,家人在楼梯墙边安装了扶手,便于老人上下楼。老人的床单很干净,被子叠得整整齐齐,按照老底子的方式码在一边。床上放着一把蒲扇,她还是习惯用扇子。床头挂着几串佛珠。桌子上有一面大镜子、一面小镜子,老人早上起床第一件事就是照着镜子梳头,从来不会披头散发地下楼。床头柜上放着几颗水果糖、一袋糕点、几盒药,都是家人按照她的吩咐去买的。床头柜上还有一块白

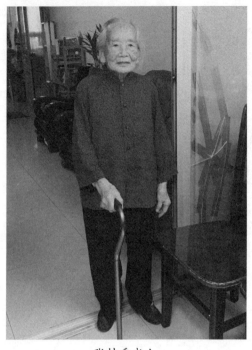

张桂香老人

粗布折叠着，打开一看是一段红绳，据说是辟邪的。房子里的一切都是她整理收拾的，整整齐齐。她玄孙女还悄悄地对我们说："太奶奶连寿衣都自己准备好了。"

卧室内还有一尊观音像，念经是她每天的必修课，有几十年了。现在她只要一有空闲，就念经拜观音。在老人的影响下，家人都跟着信佛了。他们认为，只要真心念佛，健康长寿、家庭美满菩萨都会给你的。

是啊，经历过苦难磨炼的人，当他们的生活安逸了，可以比一般人更为豁达淡然，善待他人，做起事来也得心应手，可以把自己的起居料理得井井有条。

••••• 以顺为养，过午不食 •••••

老人的饮食属于台州海边人的习惯，重口味，嗜盐、重糖、多油，咸的甜的都喜欢吃。近年来，老人早上一般喝粥，搭配当地的小吃如麻糍、嵌糕、麦饼等，她都喜欢吃。午饭主食以米饭为主。"食量跟我们差不多。"老人的玄孙女说。菜类荤素搭配，喜欢吃肉。最近几年不吃晚饭了，她说"吃了胀肚"。老人日常的作息很有规律，晚上七点多就睡觉，早上五六点钟起床，从来不睡懒觉，吃过中饭还睡个午觉。

她已过期颐之年，仍然可以吃肉、麻糍、年糕、糕点等，饭量与年轻人无异，可见脾胃运化功能尚好。

佛教有"过午不食"的戒律，古时的僧侣日落而息，可以不吃晚饭。现代健康养生提倡晚饭吃得少。专家认为，饮食以腹有饱胀感而不撑胀、下一餐仍有食欲为宜。张桂香老人由于睡觉时间早，吃晚饭觉得胀肚，反而会加重脾胃负担，不吃也罢。以顺为养，以顺为安，是张桂香老人的长寿之道。

胡洋海

———•○○○❀○○○•———

人间正道是清和

文 / 钱烨

采访时间 / 2016年1月

人生名片

胡洋海，男，1916年8月出生。一直干农活到80岁。84岁独自去上海看望子孙。有爱抽烟、爱喝糖茶的"不良嗜好"。晚年被家人照顾得极为周到。

记得曾听过的一堂讲座，开场便是："我们来到这个世上，到底什么才是最重要的？"当在场所有人若有所思，纷纷给出自己的答案时，讲师笑着点头，无比坚定地总结道："幸福感是衡量人生的唯一标准，是所有目标的终极目标。"

在金华磐安县的乡下，视野的前方升起袅袅炊烟，人们在田埂上忙碌，不急不躁，时间掌握在他们自己手中。目之所及，我仿佛看见一个世外桃源，离尘世无比远，人们休养生息，怡然自得，契合着大自然最简单的节奏。这一刻，他们真是幸福的。

磐安的好山好水养育出磐安人不急不躁、安常处顺的生活态度。这里没有人赶时间：跟着生物钟自然醒来，晨雾慢慢散去，阳光慢慢亮起来，灶火慢慢旺起来，炊烟慢慢升起来，庄稼慢慢拔节长高……有一种从容不迫的生活气息。

在磐安县的几天时间里，每次到不同的地方，看到各异的村落里有老人坐在门前，粗糙黑红满是岁月痕迹的脸上突然绽开笑容，仿佛我并不是一个过客，而是村庄里的一员，熟识已久。走在这里的乡间，我想，如果可以，我也愿意手捧一杯热茶，窝在太阳底下，坐到天荒。

磐安县玉山镇佳村的一座独门独院的二层洋楼里，我见到了正好100岁的老人胡洋海。冬日和煦的阳光下，他端着一个大茶缸，悠闲地半倚在门前的躺椅上，眯着眼看我们的出现，情景一如我来时的念想。那一刻我便想，恐怕很难有第二个小城，像磐安这般适合安然养老了。

这样一座楼房在村子里一片传统老屋里显得格外气派，看得出胡洋海老人的晚年生活衣食无忧，十分安逸。时值大寒节气，老人的躺椅上放着双层坐垫、靠枕，脚后一个竹编拎篮里装着炭盆，保暖措施齐全。见我们来，和老人同住的小儿子夫妻出来迎接，说父亲身体还不错，就是怕冷，一到冬天，电热毯、炭盆、茶缸是"老三件"，缺一不可。老人的视力尚好，只是有些耳聋，听不太清我们说话，不过隔一会儿便抬头看看，朝我们点头笑笑，好像刚刚同

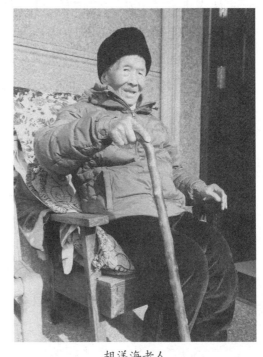

胡洋海老人

大伙儿聊完天。

和中国很多有老人的家庭不同，胡洋海的子女赡养老人的分工十分明确：生活优渥的大女儿负责出资，承担老人的日常开销，因为住得不算近，就隔些天过来看望老父亲；和老人一起生活的小儿子、儿媳专程照顾老人的生活起居。如果不是特意说明，我们根本没有想到眼前这位和我们说着话、满面红光的老人的大女儿也是81岁高龄了，想必是得益于遗传基因了。当我们问起老人的生活习惯时，胡洋海的儿子过来递给老人一支烟："说起来，我父亲的一些习惯并不好，爱抽烟，年轻时一天要抽两包，年纪大了之后改为每天半包。我们曾劝他戒烟，总想让他再长寿些，可是我爸固执啊，小孩子一样的，说有时咳嗽，一抽烟就不咳了……我们也就没话说了。"听着儿子用方言"告状"，胡洋海晒着太阳抽着烟，憨笑着点头默认。

从老人子女的口中得知，胡洋海的饮食起居习惯确实不算良好：爱吃糖，每天务必喝上两大杯糖茶方觉舒心，亦抽了一辈子的烟。仅是这两点就有违诸多专家的养生观念，可是老人的整体状态不错，也许家庭和睦、心态乐观才是长寿的不二之道。

对于老人的日常作息，几乎大部分时间用来照料他的儿媳是最有说服力的。儿媳说，老人的嘴巴很"挑"，虽然不挑食，喜吃蔬菜，不过每天一定要换着花样吃菜，今天吃过的菜，第二天是肯定不能重样的；喜吃稀软的米饭，因为易嚼好消化；不吃剩菜，每餐要求吃得新鲜。早饭通常是面条、馄饨或者白粥；午餐、晚餐有时吃一块瘦肉，绝不多吃一筷，要是吃鱼，老人就更专业了，冰箱里拿出的非鲜活的鱼，老人是一筷子都不会夹的。胡洋海老人睡得早，下午五点多吃完晚饭消化一会儿便要睡了，早上睡到八九点起床。

老人将之归结于干了大半辈子农活："睡足了才有力气。"老人的卧室并不大，但是简单干净：红漆木床，干净被褥，一个床头柜加一方矮几和一个同色衣柜，仅此而已。不过仍看得出被照顾得十分周全：被褥下铺着电热毯；房间照明灯的附属开关被安置在了床边，触手可及；矮几上放着纯鲜牛奶和糕点，方便老人随时充饥。

从老人的卧室出来，看到细心的儿媳把炭盆又往胡洋海的脚边挪近了点，老人安然享受着晚辈的关怀，喜上眉梢。当我们问起他的爱好时，大女儿几乎是不假思索地说道：老父亲壮年时很勤快，什么农活都争着做；大概80岁之后便停止了农活，不过有了自己的"第二春"，就是打麻将，一天打两三次，玩了10年左右；90岁之后，最高兴的事就是孙子孙女们带着孩子来看他，能乐呵好些天。说到这些时，胡洋海的大女儿像是想起了什么，补充说道，老人的思维特别清楚，因为她的几个孩子都在上海，她有时会去上海小住一段时间，记得老父亲在84岁那年，可能是想看孩子们了，自己一声不吭买了车票去了趟上海，偌大一个城市，他愣是自己找到了儿孙们的房子，孩子们都被"惊吓"到了。

老人像是听见了大女儿说的话，为了验证自己的"老当益壮"，他二话不说拿过一旁的拐杖在自家院子里走了个来回，仅用了十几秒。看到大家为他鼓掌，胡洋海安然坐下，又点了支烟……

跟老人告辞时，他和子女们起身同我们挥手再见。回望这样一位被照顾得极为周到的百岁老人，我顿时感悟到老人生命的韧性和顽强，"家和万事兴"该是最好的诠释。愿磐安这一方宝地就是一片大树荫，福佑着胡洋海和他的子子孙孙一生安宁。

张仲侯

◦◦◦○ ✿ ○◦◦◦

夫妻老来伴

文／钱烨，王晓鸣

采访时间／2015年10月，2016年7月

人生名片

张仲侯，男，1913年2月出生。退休前是语文老师，还喜欢打篮球。饮食以清淡为主，喝自酿的米酒；晚年每天基本吃两顿，大都吃稀饭。

每次采访百岁老人之前，我们都怀着一种渴望，渴求可以寻觅到些什么，无论是当地的风土人情，还是养生方法。来到温州文成县的初始印象，是一切恰到好处。古人云："流水之声可以养耳，青禾绿草可以养目，逍遥杖履可以养足，静坐调息可以养筋骸。"这样的地方，刚刚好。

百岁老人张仲侯住在文成县黄坦镇云峰村，村里的风景如其名。下车后要步行一条小道，乡间的菜园里已是果蔬累累，几十年甚至逾百年老树的绿意有了厚度，蓬勃招展着，轮廓清晰。阳光薄如蝉翼，透过枝丫的缝隙照射下来，洒落在路边茂盛的草丛中，村庄静谧安详。

我们随着引领的村干部来到一栋三层小洋楼前，进门便是紧紧挨着的两张单人布艺沙发，再入内，张仲侯和老伴并

排坐在里屋的茶几边，见我们来到，起身笑迎。不同于我们走访过的大多数除了膝下的子女曾孙等晚辈，早就失了老伴独活于世的百岁老人，生于1913年的张仲侯，老伴也有94岁了，彼此做伴，其乐融融。

老夫妻俩都很健谈。张仲侯退休前在黄坦镇教语文，因此和我们沟通完全不需要"翻译"帮忙，没说几句就开始"想当年"："以前除了教书，我最喜欢打篮球了，和学生打，也和同事们打，一直打到50多岁呢。"说时的兴奋劲儿，好似随时还可以亮一手。听我们说这房子很宽敞，老人生活的环境很好时，张仲侯的老伴抿着嘴笑说，这楼房是小女儿的，孩子们都在外面工作，大女儿是企业职工，小女儿在大学当老师，小儿子在县城任公务员。原先老两口住在这房后的一座平房里，因为老房子有些坍塌了，女儿赶紧让他们搬到自己的新房里住。平时孩子们一回来，不是带些方便好用的小家电，就是给他们带些营养品、点心，都很孝顺。我问老太太："这些家电都会用吗？"她说："孩子们都是现

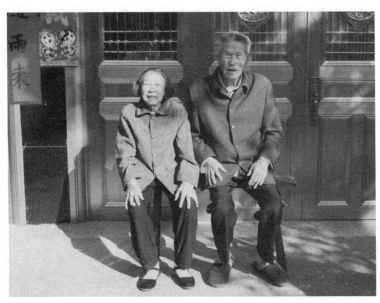

张仲侯老人（右）和老伴

教的，实在哪天忘了，这不还有他吗，他识字，看得懂说明书。"俨然一副老伴在旁万事不愁的模样。

我们问起老人的饮食，张仲侯说这几年基本每天吃两顿，大部分时候都吃稀饭，就点新鲜蔬菜，也吃点鱼肉，饮食以清淡为主。张仲侯老人做到了《中国公民健康素养——基本知识与技能（2015年版）》所提倡的"膳食要清淡，要少油、少盐、少糖"。

我们还了解到，老人以前还喜欢喝自己酿的米酒，每天喝个二两左右。我们问："现在还喝吗？"老人努努嘴朝向老伴，老伴很自然地接话："现在不给他喝，身体最要紧。""那如果馋了呢？"她答道："他不馋，馋了也不敢说，反正说了也不给喝，有时给他吃点儿子带回来的点心解解馋。"生活了一辈子的老夫妻，言语间的情谊仍是羡煞旁人。

从老人起居的二楼向窗外眺望，满眼春色，真是世外桃源啊。

上述情景是在2015年秋季，正值九九重阳节来临之际，为弘扬中华民族"尊老、敬老、爱老"的传统文化美德，浙江省中医药学会联合文成县中医院，开展了"关注百岁老人健康"专项活动，目的是提升高龄老人的生活质量和健康水平，营造全社会关爱老年人的氛围，促进社会和谐。文成县中医院与基层责任医师为老人们进行身体检查，建立健康档案，提供医疗保健咨询服务，张仲侯老人也是我们走访的对象。

2016年7月，我们再次造访老人，家人告诉我们，前段时间张仲侯老人因为有点胃肠胀气，在黄坦镇医院住院十余天后过世了。走的时候，神志很清醒，也很安详。所幸，老人走得没有什么痛苦，安然瞑目，乘鹤西去。"十年树木，百年修身"是老人一生的真实写照。

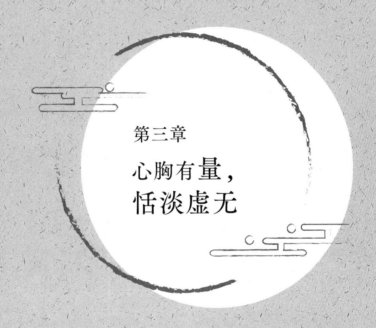

第三章

心胸有量，
恬淡虚无

钟一棠

医者仁心

文 / 王晓鸣
采访时间 / 2015年4月

人生名片

　　钟一棠，1915年6月出生于宁波市的中医世家。年十五考入上海中医专门学校（上海中医药大学前身）。毕业后悬壶甬城。1958年调入宁波市第一医院中医科。1977年受命筹建宁波市中医院，为该院首任院长。1983年被授予"浙江省名中医"称号；1991年被评为首批500名全国老中医药专家之一；1992年被评为国家级有突出贡献的科技人员，享受国务院政府特殊津贴。

　　钟老是一位中医药行业的世纪老人。他80多年如一日，医者仁心，悬壶济世，除了内科以外，也擅长儿科、妇科和皮肤科，不愧为中医大家。

　　2015年4月的一天，正值钟一棠老先生100周岁前夕，我们在宁波市中医院院长崔云的陪同下，一同去拜访钟老。钟老的家，在暖暖的春日映照下，显得格外温馨。客厅里错落有致地摆放着兰花、茶花、梅花等，使得屋内充满了勃勃生机，看得出钟老非常喜欢花卉。钟老的家里悬挂着多幅书画，如书房内挂着"无我斋"，体现出钟老无私、淡泊的心

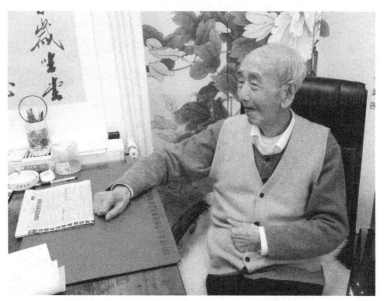

钟一棠老人

态；卧室内挂着一幅名为"马到成功"的奔马图，一打听，方知钟老从小喜欢马，因为马忠心、勤劳。他还特别喜欢骑马，89岁高龄时还跑到秦皇岛去骑马，现在楼下院子里的石马，是他花了8000多元购置的，只要天气好，钟老就去骑一会儿石马。

当肖鲁伟会长向钟老讨教有关中医药事业发展的问题时，钟老的话匣子一下子就打开了。

他动情地说，中医永远都有用，中医学一定要发展。要看到西医的长处，中医也要学好西医，中医、西医都是为了一个目的——治病救人，应该同舟共济，取长补短，两条腿走路更好。

钟老嘱咐我们要培养年轻人，医师是治病救人的，而不仅仅是为了解决就业，不用心的人就要淘汰。对年轻医师不相信中医的现象，钟老认为是刚毕业的医师自己没有临床经验，又没有好好跟师学习，心中没底所致。

我插话道："现在的中医住院医师规范化培训，有一项重点内容就是跟师学习，一定会补上中医传承这一课的。"

当肖鲁伟会长问"您最喜欢看什么中医书籍"时，钟老说他最喜欢看有关中医临床的书，闲暇时还在重读一些中医经典著作，如《温病学》《时病论》等。活到老，学到老，为人解除病痛，就是钟老最大的快乐。

我们让钟老总结一下自己长寿的原因，他说长寿的要点是"仁心"，治病救人也要从"仁心"出发。

•••••• 无我，养心 ••••••

钟老说："我多年来一直提倡乐观豁达、与人无争的生活态度。对事做到淡泊、坦然，对人做到友善、宽容，遇到琐事、杂事、苦恼事，事事不往心里搁；吃得香，睡得实，放得下。这就是我长寿的重要原因之一。"无我养心，形神共养，便是钟老的养生真谛。

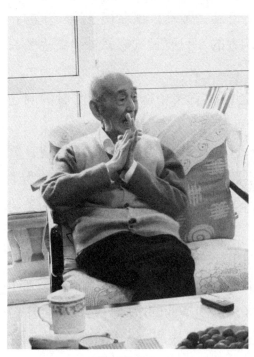

养心对健康是有所裨益的。中医讲"心者，君主之官"，把心比喻为人体的君主。"心主神明"，心不仅主宰着生命，还掌管着人的精神意识和思维活动。正因为心有如此重要的作用，所以中医养生有"形神共养"的观点。

钟一棠老人

····· 饮食精细，睡眠随性 ·····

钟老说，他的食物品种多、量少、精细、荤素搭配，不吃油腻的食物，多吃海里的鱼类。年轻时常常吃水果，记得有一次一下子吃了十多只香蕉，吃坏了，父亲用柿蒂汤给治好了。现在年纪大了，吃不下了。特别爱吃宁波的臭冬瓜、霉苋菜。早餐是泡饭加咸鸭蛋黄，花生酱和芝麻酱也是常客。

钟老每天睡4～6小时，中午睡1～2小时，晚上睡3～4小时。我们问："怎么睡这么短时间？"他说："睡眠随性，自然而醒，睡够了就行了。"凌晨两三点起床后，怕影响家人，钟老会自己冲杯奶粉加咖啡的热饮，再吃点饼干填填肚子。钟老说，少量的咖啡不仅气味芳香，还有强心作用，对老年人的身体还是有益的。

钟老日常用生晒参、枸杞子泡茶喝，已经有20多年了，从不吃其他保健品。

····· 喜好锻炼，兴趣广泛 ·····

钟老的老伴87岁病故了，他目前和女儿一家同住，很受家人尊敬。视力、听力基本正常，生活尚能自理。每天听听京剧，阅读报刊，做做体操、骑石马锻炼。"现在我能健康长寿，我想操练武术是有益的。"钟老如是说。

他喜欢京剧。"余对京戏有所好，以其有教育意义一也，其表演技艺之美二也，其唱腔丝弦板眼合拍动听者三也，其亦我国文化传统者四也，其资人以精神食粮者五也。曾略学唱一二句以自遣。"（摘自《医家钟一棠养生杂文集》）

第三章 心胸有量，恬淡虚无

钟老闲暇时还写写随笔，如行医故事、生活见闻、俚歌、俗语等。前些年，他专门将随笔整理成了《医家钟一棠养生杂文集》，印刷后送给亲友共享。"精神上的快乐最重要。"他这样说。

·····老骥伏枥，心系中医·····

2011年，钟老偶感身体不适，自己开了处方让家人去抓药，谁知一连跑了五家中药店，拿回来的药材都不入他的眼。老人家连连叹息："这药材不合格，病怎么治得好？病治不好，不是坏了中医的名声吗？昔时的党参，粗若拇指，今之党参，细如小指；昔之当归分归身、归尾，现在未分身尾且尾多于身，补血之力不足而活血之力有余……"中药的质量问题突出，这让钟老意识到，振兴中医还需振兴中药。就这样，年近百岁的老人由此萌发了一个惊人的计划。在一次家族聚会中，钟老对几个孙辈说："我们办一个中医药馆吧。""钟益寿堂"就这样开办起来了。

"我觉得凡百事业而成名成家者，绝非一日、一月、一年之功，而是要日夜深思熟虑，不断探索，坚持不懈，久久之后定不负有心人也。当然，我们不可为了要成名而成名，主要是为了人民事业的利益出发去努力而为之。"（摘自《医家钟一棠养生杂文集》）

此时，穿过百年岁月风霜的他，还是那样神清气爽，风度从容，诚如树立在"钟益寿堂"大厅中那块他亲自题写的铭文所言："名医良药相得益彰，服务众人医患一家，寸心耿耿沿传久久，山巍水洲源远流长。"

王水林

—·····❀·····—

莫道桑榆晚，人间重晚晴

文 / 张丽萍

采访时间 / 2017年1月，2021年2月

人生名片

王水林，男，1917年8月出生。抗日战争时期参加革命，在山东的一场战役中负伤，双目失明；1947年荣立二等功一次；1958年转业至浙江省中医院任副院长；1980年11月离休。

农历丙申年腊八那天，与往年一样，浙江省中医院离退休办公室的同志前往崔家巷看望百岁老人、院离休干部王水林。尽管天公不作美，淅淅沥沥下起了小雨，寒风袭人，但大家步履轻松，心情愉悦。

这是一幢有些年代的老房子，也是医院早年的宿舍。沿着楼梯拾级而上，进入房间，只见王老已坐在沙发上等待着我们。我是第一次见他，那一刻并没有觉得他是位饱经沧桑的百岁老人，看上去最多80岁而已，虽然听力和记忆力略有下降，但是精神矍铄，思路清晰。

····· **工作学习，保持活力** ·····

　　王老的经历不同寻常，曾经征战沙场几十年，历经战争的残酷。在山东的一场战役中，王老被敌人的冷枪打伤，子弹从右太阳穴进入，穿过鼻梁，从左眼出来，从此双目失明。"那个时候，我心里很难受。我对未来怎么走，一下子丧失了信心，"王老感叹道，"后来才慢慢适应过来。"这次生死边缘的体验虽然令王老永远失去了光明，却也为他带来了一份宝贵的财富，令他领悟到：人皆有一死，凡事需向前看，只有保持乐观的心态才能过得开心。

　　1958年，转业后的王老到浙江省中医院担任副院长。这是他人生中又一个重要的转折点。"当时医院里有很多知识分子啊！像我这样的大老粗，工作很有压力。怎么办呢？我就虚心向知识分子学习，参加每次早会。再是全心投入工作，深入到病人中，了解情况，听取病人意见。"正是这种谦虚、认真的态度和工作作风让医院的同事们肃然起敬，工作开展得也很顺利。和所有老一辈的革命家一样，王老不是一个会讲大道理的人，他的话很少。王老的女儿补充道："在我的印象里，父亲离休前，一早就会去医院，很晚才会回家。""那个时候，我的心思很简单，就是工作、学习。"谈起这段经历，王老如是说。为了适应工作性质的改变，王老必须时刻学习，也喜欢不断学习，而正是工作和学习让王老保持着年轻的心态和活力。

····· **锻炼身体，强健体魄** ·····

　　当谈到有什么养生心得的时候，老人脱口而出："锻炼。"一旁王老的女儿解释道："父亲去年还经常去西湖边锻炼身体。"离休后，每天去西湖边走走，既锻炼了身体，又能以独特的方式感受西湖四季的风光，真是人生的一大乐事。现在，尽管不能再去西湖边了，王老仍旧保持着每天锻炼身体的习惯，他在家里做自编的健身操，还现场给我们做了示范：甩甩手，向上200次，左右交替200次，跺跺脚200次等，一套下来要15分钟呢！

除了每天锻炼身体的好习惯外，规律的作息也是王老长命百岁的秘诀。由于失明，王老没有看电视的习惯，一直坚持早睡早起，睡眠质量相当高，血压、血糖也控制得很好，身体各项指标都还不错。

·····◆ 清淡饮食，减轻负担 ◆·····

我们对王老的日常饮食也非常感兴趣。王老一直保持着清淡的饮食，具体来说就是少吃肥肉，多吃蔬菜。蔬菜以青菜、萝卜、冬瓜、南瓜为主，绿色营养；肉类则以鸭肉、鱼肉为主，富含蛋白质又十分安全。除此之外，豆腐易于咀嚼，也是王老的常备菜肴。清淡的食物易于消化，能有效减轻身体负担，有助于预防高血压、糖尿病和心脏病等疾病。牛奶也是王老喜欢的，每日必喝。老年人饮食清淡对保养身体很重要。脾胃属土，居于中焦，承担着人体化生气血的重任，是名副其实的"后天之本"，王老长寿的秘密多源于此。饮食调摄是保养脾胃的关键。"保健品啊，很少吃，"王老的女儿说，"每天喝点养生茶，加一点三七、枸杞等。"

·····◆ 心情舒畅，以养肝气 ◆·····

但凡和王老共事过的人都知道他行事十分低调。功勋卓著的他，却总是把自己放在一个并不起眼的位置。做得很多，是个名副其实的"实干家"；要求得很少，从不提待遇问题，住的是离休前医院分的宿舍，觉得离单位近，心也近。他豁达，由此带来平和的心态，这也是身体健康的保证。

中医认为，肝主疏泄，喜条达而恶抑郁，良好的情绪是肝气条达的根本，同时也保证了人体气机的正常运行。正是纯粹乐天的心态造就了现在的王老，令他健康长寿。心若沉浮，浅笑安然！把心态放平，泰然处之。即便是残酷的战争，带给他双目失明的终身残疾，他也从不怨恨命运的不公，而是在和平年代更加努力地为社会多做贡献。

如今，王老的听力已经没有那么敏锐，但思路还很清晰，提起当年生活、工作中的一幕幕场景，王老依旧特别动情地给我们讲述着。临走时合影留念，王老笑得相当开心。我们告辞要走了，王老坚持由女儿搀扶着站起来，笑着向我们挥手告别，我们竟有些依依不舍。

离退休老干部是医院的宝贵财富，没有他们当年的奋斗与积累，就没有医院今日的辉煌。时常上门探望，不仅加深了医院与他们之间的关系，为他们的晚年生活带去更多的温暖，也使我们晚辈在与老人们的对话中感知了生命的意义，传承了前辈们的优良作风与传统，并且在传承中发展，正所谓"莫道桑榆晚，人间重晚晴"。

2021年春节，浙江省中医药学会副会长、时任浙江省中医院党委书记黄琦代表医院班子看望王水林老院长。王老表示：这几年他生活得很好，党和政府在物质和精神上都给予了帮助与鼓励。每当回想起战争年代的生活，他就觉得当今时代真是太好了，心里更加感谢中国共产党。四年过去了，王老虽年迈，却神采奕奕，依旧是个乐天派。

王国贵

○○○○○ ✿ ○○○○○

居功不傲的老兵

文 / 王晓鸣
采访时间 / 2017年7月

人生名片

王国贵，男，1916年6月出生，山东莱阳人。14岁下田种地，16岁学做泥工，24岁当上工头。1947年参加中国人民解放军；因在岱山"剿匪勇敢"，荣立一等功。1953年1月转业至司法系统，直至1982年离休。

2017年是中国人民解放军建军90周年，中央军委主席习近平在朱日和训练基地检阅部队并发表重要讲话。看着阅兵仪式，我心想应该写点什么，以纪念"八一"建军节，不要忘记那些不同时期的解放军，以及目前在不同岗位的曾经的军人。

那年的夏季特别炎热，7月的气温几近40摄氏度，太阳火辣辣的，树上蝉鸣声不绝于耳。我们在衢州市中医医院宋医师的带领下，来到位于衢州市荷花三路的省第一监狱宿舍，看望离休干部王国贵老人。

·····◆ 军功卓越，默默无闻扎根基层 ◆·····

王国贵老人出生于1916年，是一位"老兵"。老人是山东莱阳人，14岁就下田种地，16岁学做泥工，因为有了手艺，便去了大连，24岁当上工头，管辖着两三百号人。1947年，已过而立之年的他，参加了中国人民解放军，踏上了建立新中国的征程。他在部队担任副排长时，因在岱山"剿匪勇敢，能够吃苦，领导布置工作细致，团结互助好，工作老练，作风正派，劳动观念强"而被授予一等功。1953年1月，因工作需要转业至司法系统，直至1982年离休。

我们见到王国贵老人时，他身着一袭警服，手挂拐杖，表情严肃，几十年的军警训练，成就了他刻入骨子的特殊风范。老人不善言辞，倒是他的女儿，也是一位退休的监狱干警，性格爽朗，快人快语。

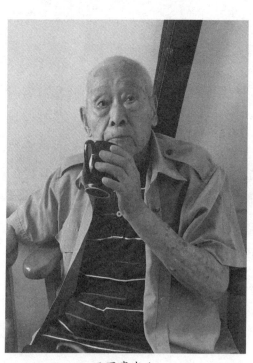

王国贵老人

我们和王国贵老人的女儿聊着天，老人在旁默默地听着，有时也会插一两句话。当我们提出要看看老人以前穿军装和警服的照片时，一转身，老人已走进里屋，摸索着拿出了一叠老照片、荣誉证书等。看得出老人很珍惜过往，珍藏着这些记录历史的老物件。我注意到，有一本

"功劳证"的附页上,有老人多次立功的情况,真可谓军功赫赫!

因为从军时间晚,王国贵老人在部队只待了五六年的时间。中华人民共和国成立后不久便转业至司法系统,一干就是30年。他没有很高的官衔,甚至默默无闻,扎根基层。他从不向组织提什么要求,也不炫耀军功。他很知足,8000多元的离休工资,他说用也用不完。

·····作息规律,家长作风,警察世家·····

当我们要了解王国贵老人的生活起居时,他女儿和我们聊了起来:"父亲虽然是北方人,可米、面都吃的,胃口很好,什么都吃。从年轻的时候开始作息时间就很有规律,是部队培养的。现在,早上五六点钟起床,晚上七八点钟就睡觉。锻炼的方式主要是散步。现在视力还是可以的,听力不行了,戴了助听器。前几年胆结石老是发作,因为年纪大了,医院不敢开刀,我们也不放心,就接过来和我们一起住。因为胆结石发作了好几次,前几个月还发热了,身体明显不如往年。"

王国贵老人现已四世同堂,一家子大都在司法系统工作,是典型的警察世家。女儿说:"父亲一生豁达,严于律己。家教也是很严的,比如从小就教育我们吃饭不能讲话,夹菜只能夹自己这一边的,如果不小心夹到另外一边,父亲就会用筷子敲打我们的筷子,加以制止。如今,父亲年龄大了,也管不了我们了,小辈们大多在司法系统工作,父亲不能像原来一样,再实行'家长作风'了。"

·····母乳是最好的营养品·····

我们问王国贵老人："您为什么能够长寿？"老人说："小的时候吃母乳一直到6岁，底子好。"

不知王国贵老人小时候吃母乳时间长，与他的长寿究竟有没有关系？但在物资匮乏的年代，母乳确实是最好的营养品。

王国贵老人早年入伍参加了解放战争，后在司法系统工作了一辈子，培养了严于律己的作风、知足常乐的心态，居功而不自傲。正如《黄帝内经》所说的："恬淡虚无，真气从之，精神内守，病安从来？"恬淡，就是一种安静、怡然、淡泊的心理状态，没有功利和欲望的牵绊，渐入物我两忘的境界。这也是《中国公民中医养生保健素养》所总结的："保持心态平和，适应社会状态，积极乐观地生活与工作。"

唐娇弟

心存善念修德行

文 / 程志文，王晓鸣

采访时间 / 2016年11月

人生名片

唐娇弟，女，1916年10月出生。她信奉基督教，一生助人为乐，与人为善。

古时，因各方面条件限制，"人生七十古来稀"，所以，"长命百岁"是人们的美好愿望。在经济、社会高度发展的今天，人生七十已不足为奇，长寿的目标向着百岁发展。位于温州的千年古县永嘉是浙江省第一个"中国长寿之乡"。

永嘉位于浙江省东南部，与温州市区隔江相望，是一个人杰地灵、风景秀美、充满活力的古县，建县已有1800多年历史。谢灵运任永嘉太守时，喜好游览永嘉的山水，并写下了许多脍炙人口的诗篇，人们谓之"山水诗鼻祖"，永嘉也因此被誉为"中国山水诗的摇篮"，境内的楠溪江风景区更是以山水风光见长的国家级著名风景旅游区。永嘉的百岁老人们便是在这方秀丽的土地上生息繁衍。

浙江省中医药学会脾胃病分会专家一行来到永嘉县，在永嘉同行的陪同下，寻找百岁老人长寿的秘诀，分享他们的长寿之道。拜访的第一位老人是唐娇弟，她家坐落在朱自清笔下《白水漈》所描写的白水村。

白水村依山傍水，通向村子的路从104国道丁字路口岔出千米左右。沿村口走到底的山边有一个名为"白水漈"的瀑布，由于后山植被茂盛、水源充足，瀑布终年不断水。唐娇弟老人的家就坐落在村中线的西侧。由于原定的联络人恰好有事，村民刘大妈便自告奋勇地为我们领路。百余米的路上，刘大妈一个劲儿地称赞老人，说她一生心地善良，肯做好事。

唐娇弟老人与小儿子一家住在一幢三层楼房里。到了她家，她的两位儿媳热情地接待了我们，附近的邻居也闻讯赶来，向我们讲述着老人的善良、热心。生于1916年10月的唐娇弟老人，按照当地的年龄计算习惯，已经过了100岁高龄。老人的大儿媳说，老人素来身体较好，平日里很少生病，连感冒都很少得，吃东西从来不挑剔，有什么吃什么，生活习性也没什么特殊的偏好。

近一年来，老人渐渐地不再像之前那么耳聪目明了，为了方便照顾，家人将她的卧室从楼上搬到了一楼。老人的听力虽然没有以前那么好了，但依旧健谈。老人的儿媳将我们的话翻译成当地方言，贴近老人的耳朵用较大音量说给她听，老人听明白后对我们的话语都一一回应，说到高兴处还会用手势比画。我们试着想从老人的言语间探寻长寿的秘诀，却没有发现什么特别之处。

究竟是什么让老人历经世纪变迁依旧健朗呢？在与邻居们的交谈中，我们似乎找到了答案。

"老人的娘家在麻山（白水漈山上原有的一个自然村），凭借着山上环境适宜种植红薯的优势，在一年中的许多时间都可以拿红薯充当粮食。在食不果腹的年代，她常拿红薯送人，拿自家东西接济他人。她家有好东西总忘不了让四邻分享，只要她家有的工具，村邻皆可借用。"邻居告诉我们，老人信奉基督教，常教育子女要有博爱之心。数十年来，老人总是力所能及地帮助身边的人，同时也带动家人一起行善。助人为乐、与人为善，就像是老人的家训一般，勉励着家中所有人。也正因为一家人都受到老人为人处世准则的影响，老人的家庭温馨，儿孙孝顺。

在我们走访的百岁老人中，尽管他们的人生经历、文化背景、经济基础、兴趣爱好有别，但是无一例外都是心地善良、助人为乐、仁慈厚道、生活简朴者。这也告诉我们，养生要从养德开始。

"知者乐，仁者寿"一语出自《论语》。《申鉴·俗嫌》注解道："仁者，内不伤性，外不伤物，上不违天，下不违人，处正居中，形神以和，故咎征不至而休嘉集之，寿之术也。"所以说，养性、修德是养生的根本。陶弘景著《养性延命录》所说"静者寿，躁者夭"，老子《道德经》所说"致虚极，守静笃"讲的也是这个道理。

关于德行与长寿的关系，孔子在《中庸》中说得更明确："大德必得其寿。"医药学家葛洪也说："若德行不修，而但务方术，皆不得长生也。"药王孙思邈认为："德行不克，纵服玉液金丹未能延寿。"

唐娇弟老人心存善念修德行，成就了家庭和睦，赢得了邻里称赞，而自己乐享了天年。

包进源

—◦◦◦ ◌ ❀ ◌ ◦◦◦—

虔诚信教

文 / 钱烨，王晓鸣
采访时间 / 2015年8月

人生名片

包进源，男，1914年10月出生。自幼信奉基督教，17岁在温州新街口的一家药店做学徒，几年后回到老家苍南县桥墩镇开了药铺，后又转行开照相馆。如今子承父业，五个儿子开了多家照相馆。

"年高而不老，寿高而不衰"，以这十个字来形容包进源老人，恰如其分。住在温州苍南县桥墩镇的包进源出生于1914年。初见老人时，他的精气神折服了我们所有人。一身笔挺干净的中山装，配一双擦得油光发亮的黑色小方头皮鞋，鼻梁上架着一副黑框茶色眼镜，看上去就是一位文化人。

包进源老人在儿子和邻居的介绍下，和我们一一打招呼，之后款款落座，颇有见过世面的知识分子派头。通过包进源儿子的转述，老人生动的一生展现出来。

17岁，尚青春年少的包进源便到温州新街口的一家药店做起了学徒。老人自幼信奉基督教，几年后回到老家，经人介绍，与同样虔诚信教的女子结婚。包进源的丈人在镇上开药店，包进源的大儿子出生后，经丈人和妻子的劝说，举家搬到如今居住的桥墩镇，开了一个小药铺。后因药铺合伙人中途撤资，包进源又一直对照相有兴趣，于是关了药铺，从事起更为时髦的照相馆工作，这一举措几乎影响了整个家族。老人的小儿子说，从小耳濡目染，他们五兄弟在成年后皆子承父业，在镇上和县城开了多家照相馆，以此为生。

至此，我们终于得知，老人的气宇轩昂从何而来，原是年轻时便造就的艺术范儿。当我们提出想看看老人的身份证，以便确认年龄时，他不疾不徐地从中山装上衣口袋里取出一小叠包裹齐整的塑料小袋，将银行卡、医保卡、身份证等一一排列展示。看得出，包进源老人是一位认真得可谓一丝不苟的人。

包进源老人的居所是一栋简洁的两层小楼，楼上便是老人的卧室和一间起居室。卧室内小方桌上摆放着几个收纳盒、闹钟以及一个黑色手拎包，有些年头的简易风格的木床上铺着草席和叠放整齐的两床薄被褥。楼梯另一侧的起居室里，最起眼的莫过于挂在墙上的用塑料袋分别包好的几袋中草药。老人的儿子解释说，父亲不太生病，平时喜欢喝点草药泡的茶水，年轻时的药铺经历到现在还有用武之地。在我们感慨的当下，只见包进源老人也身手矫健地单手抓着根从房顶悬下的绳子上了楼梯，加入到我们中来。

包进源的儿子说，平日里父亲独居，生活完全自理，不过几兄弟会常来看望，闲暇时陪他说说话，抑或陪父亲一起祈祷。此时，老人起身从身后的竹制书架上拿出一本用了多年但是保存完好的《圣经》，递给我们。《圣经》的扉页以钢笔书写"包进源敬读"，整本《圣经》，老人均用红笔画了重点甚至做了标注。见我们好奇，包进源老人与我们讲起了《圣经》。

包进源老人说，你们走访百岁老人，研究长寿的原因，很好。健康长寿是人们的共同心愿，也是神的赐福。《圣经》上说：有何人喜好存活，爱慕长寿，得享美福，就要禁止舌头出恶言，嘴唇说诡诈的话。俗话说"病从口入，祸从口出"，谁种的恶果谁来收，谁结的恶果谁吞咽。还要远离罪恶，多行善事，在行为上不犯罪。俗话又说"不做亏心事，不怕鬼敲门"，干了亏心事，敲门就吃惊，怎能够心安理得，神舒气爽？更要"寻求和睦，一心追赶"，在自己的生活圈子中创造一个和睦相处的氛围。"上行下效"，如果我们以身作则、孝敬父母，子女耳濡目染，就会出现"父慈子孝"的好家庭，子孙承欢膝下，增添生活乐趣，有利于人的身心健康，益寿延年。

听包进源老人说了近一小时，一边听老人给我们讲《圣经》，一边与我们的社会道德观相联系，我们的心灵日趋向善、日趋净化、日趋阳光。

如今，随着社会的发展，情绪过激和负面情绪持久导致疾病的案例数不胜数，成为威胁人类身心健康的主要因素。《中国公民健康素养——基本知识与技能释义（2015年版）》指出："心理平衡，是指一种良好的心理状态……乐观、开朗、豁达的生活态度，将目标定在自己能力所及的范围内，建立良好的人际关系，积极参加社会活动等均有助于个体保持自身的心理平衡状态。"《中国公民中医养生保健素养》也对情志养生作出解释："通过控制和调节情绪以达到身心安宁、情绪愉快的养生方法。"

采访接近尾声时，我们好奇地问包进源老人平时都祈祷什么，他若有所思地说："国家平安，幸福安康，这些就够了……"也许，活过百年，经历过世纪的磨砺淬炼，再无更多杂事纷扰，与世无争，博爱便是大爱。

胡琴秀

修心养性自身求

文 / 钱烨，王晓鸣

采访时间 / 2015年11月

人生名片

胡琴秀，女，1915年7月出生。她的生活很普通，常常拜佛念经，自己料理家务，虽然衣食简朴，也能尽享天年。

　　每次寻访百岁老人，看到他们饱经风霜的眼里折射出的慈祥目光，听到他们百年时光里的诸多故事，即使他们的晚年生活再平凡，世纪的沧桑也足以让我们加深对生命的敬重。他们在交谈中，无不透出对生活知足常乐的心态，不由得使我们遥想，自己活到百岁会是什么样子……

　　浙江天台，青山如黛，景物神秀，是一方古老而神奇的土地。自古以来，这里便是佛道双栖的灵山境地，有中国道教南宗的祖庭"桐柏宫"和始建于隋开皇十八年（598年）的"国清寺"。从天台建县至今的上千年文化体系中，"和合"二字贯穿始终，那这里的百岁老人是怎样演绎"修心养性"的呢？

　　在天台县平桥镇石竹村，就生活着一位100周岁的老人胡琴秀。当我们来到她家时，老人正在小院里晒太阳。见到我们这一行不速之客，她不紧不慢地唤来一起生活的小儿子、儿媳招呼我们。看见有人站着，她还起身麻利地给搬来凳子，再慢慢坐回椅子上。

这是一栋农村常见的带院的楼房，面积颇大。胡琴秀50岁时丈夫去世，三个儿子分家后，她就一直和小儿子一家人同住。老人体态匀称，精气神儿挺足，端端正正坐在竹椅上，穿一件干净的蓝白暗底花纹的薄外套，一双老式布鞋，头发虽然显得稀疏，但整齐地梳到脑后，齐耳长度。老人的小儿子说，以前母亲对仪表挺讲究，头发都仔细地挽成发髻，现在头发少了挽不起来，但还是梳理得很勤快。

我们很随意地同老人闲聊起来。老人的视力基本正常，只是有点耳聋，只要我们声音够大，语速不太快，与老人交流完全没问题。我握着她的手，说："您手掌心挺暖的，身体还好吗？"老太太回我一句："其他还好，就是脚底会冷，膝盖有时疼，头皮这边长了个痂。"说罢，她撸开自己的头发，给我们看她在意的那个结痂。老太太动作很慢，但很稳。老人的小儿子说，母亲的生活基本能自理，只是有些气喘，平日里也没什么特别的喜好，常常念经。

得知胡琴秀老人的居室在二楼，我们提出参观一下老人的房间。她儿媳带我们上楼，是陡而窄的木制楼梯，还没有扶手，不习惯的人走这样的楼梯会有点不安。不过老人的儿媳说，婆婆平时都是自己上下楼梯，不用人扶。

老人的房间有20多平方米，朱红漆的旧时木床上平铺着被子和棉衣。已是11月中旬，我们惊讶地发现床上铺的还是竹席，席子上薄薄一张床单。小儿子过来说，母亲喜欢这样睡，总要等到12月才肯让他们给铺上床褥。铺被子这些事老人从不让人代劳，赶上晴天，还自己动手把被子、鞋子拿到阳台晒晒。我们走出房间时，门口挂着的几串佛珠赫然入

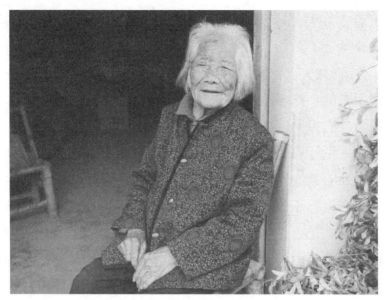
胡琴秀老人

目。许是用了很久，每一粒念珠早已被摩挲得如裹了层岁月的包浆。

再下楼时，胡琴秀老人仍坐在老位子听旁人聊天，偶尔掺和一两句。问她家人关于老人的日常饮食，小儿媳说老人一点也不挑剔，荤素都吃，不过特别喜欢吃青菜和萝卜，也喜欢面食，每天吃水果，偏好苹果。在起居上，老人比较有规律，一般是晚上七点半左右上床休息，早上五点多起床，在房前屋后散散步。平日里，小儿子、儿媳都会问问她舒不舒服，饭菜可不可口。老人脾气好，即使有不顺心的事，也会自己找老邻居唠叨下，之后就舒畅了。最让老人开心的，是儿孙们一到节假日就会回家探望她，四代人尽享天伦之乐。小儿媳这样说的时候，老人很赞同地点着头。从胡琴秀老人的表情中不难看出，她对晚年的生活很知足。

临走前，我提出拍照，面对镜头，老人显得有些拘谨，端正坐着，手放在双腿上。小儿媳走过去给老人梳理下头发，说："这样看着精神。"老人笑了。我跟她说："就该这么笑着才好呢。"老人似乎听明白了，终于放轻松，对着镜头抿着嘴笑了。

告辞时，老人坚持要和小儿子、儿媳以及孙子一同送我们到门口的小路上。我们走出一段路，再回头，看到老人还在向着我们挥手，那天的阳光很和煦。

老人的生活起居很普通，粗看没什么特别的，细究一下，她从拜佛念经中修得"善"，以慈悲为怀，在日常生活中遇事皆以心平气和而处之，人体的气机自然就和畅。佛教认为，将"心""性"修好了，就能得道成佛，健康长寿，也就是《黄帝内经》所说的"恬淡虚无，真气从之，精神内守，病安从来"。另外，老人自己料理家务、散散步、上下楼等适当劳作的目的在于自食其力，同时也是一种心性的修行。饮食不挑、起居规律更是大多数百岁老人的生活习惯，虽然衣食简朴，也能尽享天年。真可谓：修心养性自身求，才能活得更长久。

边冬球

每天乐呵呵

文 / 王晓鸣
采访时间 / 2017年4月

人生名片

边冬球，女，1916年1月出生。三个月大时被抱到男方家做童养媳，育有一儿一女，女儿三岁时出麻疹夭折，丈夫40多岁时因病过世。她种菜、养猪、砍柴等样样农活都干，维持一家人生计。晚年患类风湿关节炎，双手掌指关节变形，病痛缠身，却依然每天乐呵呵。

绍兴诸暨市牌头镇长潭街村有位老人叫边冬球，她出生于1916年1月，也是一位名副其实的百岁老人。听说她身体依旧硬朗，日常起居都能自理，那我们一定要去瞧一瞧。

一下车，只见边冬球老人早就候在停车场了。看到我们来了，老太太踏着小碎步走过来，笑呵呵地和大家打招呼，邀请我们去屋里喝茶。那天时晴时雨、不冷不热的，我们便提议坐在院子里，拍照也方便些。

老人和儿子一起，住在一栋两层楼房里。房子虽然有些年份了，但打理得清清爽爽、井井有条。房子前后各有一块菜园子，种着一些时令蔬果，自给有余。房前院内、屋里屋外、楼上楼下整洁干净，看得出这户人家勤劳节俭的家风。

·····吃得苦中苦，方享晚年乐 ·····

我们坐在院子里，一边喝着茶，一边和老人的儿媳聊着天，老人始终面带笑容在旁听着。老人的儿媳比较腼腆，不善言语，一般是我们问，她回答，老人也会在边上插嘴搭话。看得出老太太的听力还可以，思维敏捷，说话有条理。

从叙述中我们得知，老人是童养媳，出生三个月就被抱到男方家里，好在公公婆婆将她视为己出。虽然有好公婆，但日子过得并不是一帆风顺的。老人有一个儿子和一个女儿，女儿在三岁时出麻疹夭折了，丈夫40多岁时也因病撒手人寰。说到年轻时，老人非常感慨那时候生活太辛苦了，种菜、养猪、砍柴等农活样样都要亲自动手，维持一家人的生计。

如今年纪大了，老人一直和儿子住在一起，目前由儿子、儿媳照料日常起居，如今已四世同堂。也许是经历了太多的艰辛，老人非常珍惜现在的幸福生活，从来不过问小辈们的事情，无忧无虑，每天乐呵呵的。

·····粗茶淡饭总相宜，身患顽疾度百岁 ·····

老人虽然已是百岁高龄，仍精神矍铄。老人十几年前患了白内障，做过手术，据说三年前还能穿针引线，看看电视，但近几年视力又下降了不少。

老人的生活很有规律，每天早上六点起床，晚上七点睡觉。早饭很简单，就一碗泡饭，吃完后在房前屋后逛逛，去菜地里拔拔草，或是去邻居家串门聊天。下午困了，就在躺椅上眯一会儿。平时也经常帮忙做一些力所能及的家务事，有时候还能自己煮面条吃。

在饮食上，老人喜欢吃蔬菜、鸡蛋和豆制品，尤其爱吃鸡爪，不喜欢吃油腻的食物。如果是喜欢吃的青菜，她可以多吃半碗饭。前几年还喜欢喝老酒，每天中午喝上一杯，有时候下午肚子饿了，就着老酒吃点小点心，去年开始就不再喝了。问起老太太吃不吃保健品，她儿媳说，除了不定期吃点黄芪生脉饮，其他补品基本不吃的。

情况了解得差不多了，百岁老人问卷调查表也填好了，我们提议去看看老人的卧室。"在楼上。"儿媳说。"楼下不是有房间吗？为什么要住楼上？"见我们诧异，儿媳又说："二楼干燥，同住二楼我们照顾也方便些。"

原来，老人患有类风湿关节炎，双手掌指关节都已经变形了，一楼潮湿，对身体不好。好在老人腿脚还利索，上下楼没问题。在我们的提议下，老人笑呵呵地楼上楼下走了两趟。确实不简单啊，这哪像是年逾百岁的老人？何况还患有

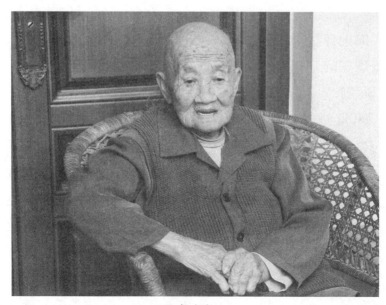

边冬球老人

类风湿关节炎。

类风湿关节炎是一种以关节滑膜炎为特征的慢性全身性自身免疫性疾病。边老太太就是因为患有类风湿关节炎而造成双手掌指关节病变畸形。多年来，疾病不知给老人带来多少疼痛煎熬和生活不便。庆幸的是，老人的病变只影响到手掌小关节，没有累及其他系统。再者，老人又是乐天派，忍受得了痛苦，没把疾病当回事，未进行正规的治疗，不会因服用过多的药物而产生副作用。在这种情况下仍然可以长寿，实属罕见。

我们即将结束采访时，老人一定要我们去后院采樱桃吃。对啊，四月份正是樱桃季。同伴抵挡不过老人的热情招呼，去后院采了一把樱桃回来，大家分享着吃起来。一颗吃下去，酸酸甜甜的滋味沁入味蕾……真是太可心了。再见了，边老太太，祝您永远吃得下睡得香，无忧无虑安度晚年！

在整理边冬球老人的资料时，我在想，老人这一生真坎坷，女儿在三岁时出麻疹夭折，丈夫40多岁因病撒手人寰，晚年的她身患顽疾、疼痛缠身。她感慨过往生活的艰辛，更珍惜现在的幸福生活，满足于儿孙承欢膝下，无忧无虑，每天乐呵呵。

20世纪三四十年代的上海名医陈存仁先生（1908—1990）曾作《乐天长寿辞》："心理卫生，近代渐盛，养性修身，早垂古训。人生疾病，外因易防，七情六欲，内贼难当。愤怒烦恼，抑郁悲哀，神明内疚，百病之阶。健康要道，端在正心，喜怒不萦于胸襟，荣辱不扰乎方寸。纵遇不治之疾，自有回天之功。毋虑毋忧，即是长生圣药；常开笑口，便是却病良方。养生只此真诠，长寿无他奥秘；昔时七十已称稀，今后百龄不足奇。随遇而安，无往不乐，优哉悠哉，同登寿域。"

《乐天长寿辞》告诫世人：毋虑毋忧，即是长生圣药；常开笑口，便是却病良方。养生只此真诠，长寿无他奥秘。

赵世魁

❀

坦坦无忧愁

文 / 王晓鸣
采访时间 / 2017年4月

人生名片

赵世魁，男，1915年5月出生。年少时家境殷实，受过良好的教育，多才多艺，曾做过英语老师，后到河南铁路系统工作。因为历史原因，下放劳动回到祖籍地。

清代著名温病学家叶天士整理的一首《十叟长寿歌》，在民间广为流传。《十叟长寿歌》总结了十位老人的长寿之道："昔有行路人，海滨逢十叟，年皆百余岁，精神加倍有。诚心前拜求，何以得高寿？一叟捻须曰：我不湎旨酒；二叟笑莞尔：饭后百步走；三叟整衣袖：服劳自动手；四叟拄木杖：安步当车久；五叟摩巨鼻：清气通窗牖；六叟抚赤颊：沐日令颜黝；七叟稳回旋：太极朝朝走；八叟理短鬓：早起亦早休；九叟颔首频：未作私利求（淡泊甘蔬糗）；十叟轩双眉：坦坦无忧愁。善哉十叟词，妙诀一一剖；若能遵以行，定卜登上寿。"

用《十叟长寿歌》中的"坦坦无忧愁"来形容赵世魁老人最为合适了。

绍兴诸暨市陶朱街道花山村的赵世魁，已经102周岁了。2017年4月20日，我们随同《浙江日报》的记者一起去看望赵世魁老人。老人是一位心急的人，听说我们今天要来，早早就等在那里了，还一直问女儿赵亦红："他们怎么还不来呀？"

　　赵世魁老人年少时家境殷实，父亲是杭州的银行家。他从小跟随父亲在杭州长大，年轻时是位美男子，接受过良好的教育，多才多艺，吹口琴、拉胡琴、唱歌样样拿手。年轻时做过英语老师，后来到河南铁路系统工作。因为历史原因，吃了不少的苦，下放劳动才回到了祖籍地。

　　我们初逢赵世魁老人时，只见百年岁月在老人的脸上留下了深深的痕迹，但依旧遮盖不住那自幼养成的儒雅气质。

　　赵世魁有四个儿子、两个女儿，如今已是五世同堂，平时就在儿女家轮着住。由于年少时家庭条件优越、养尊处优，赵世魁养成了"少爷脾气"，衣来伸手，饭来张口。他对吃一直很挑剔，尤其喜欢甜食。成家后，由妻子照料起居，总是把

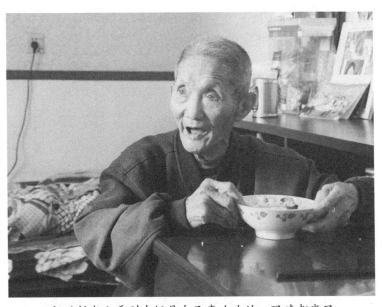

赵世魁老人看到中饭是自己喜欢吃的，眼睛都亮了

好吃的都留给赵世魁，连子女们都不让给。到了现在，赵世魁的心性还像个小孩子，依靠子孙轮流照顾，凡事都不操心。

赵世魁的女儿赵亦红说："现在我爸每天的早饭都是一包藕粉加几个小面包，有时候吃完早饭才没多少时间，就问什么时候吃中饭，我就给他吃点零食。我爸最爱喝鸭肉汤，一看见饭桌上有鸭肉，眼睛都亮了，饭也能吃一大碗；就是不喜欢吃蔬菜，我们都要哄着他，说不吃蔬菜就要打针，那样他才会吃几口。"

"我爸现在还要教玄孙子、玄孙女们学英语，我们都不让他教，怕发音不准确。近几年他眼睛花了，话也不太讲得清楚了，可能有老年痴呆症，脑子一时清楚一时糊涂。"赵亦红说。

在交谈中，我无意中说了一句杭州话，被赵世魁老人听到了，他十分兴奋地用杭州话对我们说："我也是杭州人。"话匣子一下子就打开了。他滔滔不绝地和我们说着相同的几句话，隐隐约约地好像是在说教过英语、跟梅兰芳唱过戏之类的，这也许是他最值得自豪的事情了。是啊，年少时美好的记忆，往往是最难忘的。

到了午餐时间，赵亦红烧好了午饭，盛了一碗拌着鸭汤的米饭，这可是老人最爱吃的。老人一边吃着饭，一边还不停地对我们说着什么，时不时被呛着。看来有我们在，老人是吃不好饭了，我们遂起身告辞，老人执意出来相送，还拉着记者说着什么，恋恋不舍。

老人的女儿对我们说，老人今天很开心、很兴奋，只要有人来，都是这样的，明天要休息一天才能缓过劲来。

我们走远了，回头看看，老人还站在大门口，一边招着手，一边还说着什么……

采访结束后，我一直在想，照理说长寿老人往往是不懒惰的，能自己动手做的事，就不让家人代劳，而赵世魁老人恰恰相反，晚年的他"养尊处优"，依靠子孙轮流照顾，"坦坦无忧愁"，凡事不操心，也许他的长寿就来自家庭和睦、心情舒畅吧。

吴宽成

❀

喜欢聊天的百岁老人

文 / 钱烨，王晓鸣
采访时间 / 2015年6月

人生名片

吴宽成，男，1914年9月出生。幼时脸上长疮留下瘢痕，导致颜面扭曲。他终生未娶，弟弟的儿子过继给他，目前与侄子、侄媳同住。

在我们寻访的百岁老人中，吴宽成是让人印象较为深刻的一位。

出生于1914年的吴宽成，家住温州瑞安市陶山镇山下村。当我们在院中见到他的时候，说实话，心里多少都有些诧异。与我们一起前往的两位村医大概看出了我们的疑惑，解释说，吴宽成小时候生过一场大病，脸上长疮，因为没钱医治，任其发展，病了几个月后，身体是恢复了，却因此导致颜面瘢痕，所以老人的脸有些许扭曲。

我们还得知，老人终生未娶，自然也膝下无子。尽管如此，这位老寿星眼不花耳不聋，和街坊邻里也关系甚好。老人的弟弟因为在中华人民共和国成立前被抓壮丁，打仗时去世了，弟弟的儿子过继给他，他目前和侄子、侄媳同住。

在村子里生活了一辈子，吴宽成老人几乎认得附近的每一个人。吃完饭得空，他就坐在家门口，或者出去走走看看。附近的村民都爱和健谈的吴宽成老人聊天，不论老的少的男的女的，吴宽成总能和他们说到一块儿。聊天、闲谈是老人最大的乐趣。

邻居告诉我们："老人家能活这么大岁数，与他的侄子和侄媳有很大关系。"78岁的侄子吴永清和75岁的侄媳胡彩苹虽然经济条件一般，但是他们把老人当成自己的父亲一样看待，几十年来对吴宽成老人悉心照料。

"自从父亲走了之后，就由我们照顾伯伯了。"吴永清在一旁说道。"老人家特爱干净，每天中午和晚上，他都要用热水给自己擦身子，才会舒服。"胡彩苹说，现在，她每天都会给老人准备三壶热水，并帮老人擦背。

前段时间老人肠胃不好，吴永清觅得良方，得以治愈。吴永清笑称："为了老人的身体健康，我现在都是半个医生了！"

采访之余，吴永清开始和我们拉家常。在他的引领下，我们来到吴宽成老人平日里吃饭的小屋，桌上放着一碗水煮豆腐、一碟豆腐乳，以及一块还未烹煮完成的作为陈设的咸肉。"这是我们兄弟几个写的《危旧房拆改建申请信》，伯伯和我们夫妻同住的房子已经破败不堪，过于潮湿，我们不求别的，就希望村里改善村民住宅条件时，能优先考虑到我们……"说话间，不难发现，灶房对面的墙壁大开，直通后山，目光所及的岩石上长满了苔藓，阴暗潮湿。经了解，老人的房子在前几年因村里盖食堂被拆了，现在的居住条件相对简陋。他是村里的低保户，自己没有能力盖房子。老人唯一的愿望就是在有生之年能住上新房子，所以叫侄子们给政府写了信。

不知道此时吴宽成老人是否听清了我们的对话，他依旧如初见时一般对着前方憨憨地笑。但当与他告别时，老人的眼眶竟含着泪水，或许是我们的到来给吴宽成老人带来了感动，我们希冀：老人一切安好、如愿。

吴宽成老人究竟为什么能长寿？我们认为是因为他喜欢与人聊天。经常聊天是解闷解郁的好方法，可以寻求安慰，摆脱不快、愤怒、忧郁、疑虑等情绪。通过聊天，或回顾美好往事，或展望幸福未来，或互通信息、保持交流，或交换意见、促进感情。俗话说，脑子越用越灵光。要聊天就得思考，思考也是对大脑的一种锻炼。所以说，老年人多聊天是延年益寿的一剂良方。

丁阿花

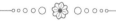

心善者更长寿

文 / 宋春晓，王晓鸣
采访时间 / 2017年8月

人生名片

丁阿花，女，1914年3月出生。没上过学，16岁结婚，生育了两男四女。一直务农，上山砍柴，下地干活。如今五世同堂，身体健朗，生活尚能自理。

见到丁阿花时，她身穿蓝色斜襟上衣，脚踩一双黑色布鞋，坐在自家的院子里，一副清清爽爽的装扮，背靠着一扇黛色的木板，呈现在我们面前的是一幅古朴、清雅的画面。见到我们，老人满面欢喜，她的子孙们则热情相迎。小小的院子顿时其乐融融，十分热闹。

丁阿花是绍兴夏履镇莲西村人，1914年3月出生，先后生养了两男四女。1976年，72岁的老伴过世。如今五世同堂，身体健朗，生活尚能自理，子孙也都十分孝顺，把老人照顾得很好，凡事不用她操心。

老人的孙媳告诉我们："奶奶16岁结婚，18岁便生了大女儿。"那时条件艰苦，老人没上过学，嫁人以后一直在家干农活，上山砍柴，下地干活，样样都不落下。幸好，老人身体很好，早年的农活经历没落下什么病。如今一日三餐饭吃饱就足够，也没有吃保健品或者零食、水果的习惯。

虽说不挑食，但有一样东西却是老人的最爱——红烧肉。据丁阿花的孙媳介绍，老人很喜欢吃肉，一日三餐都要吃，家里有的话，早餐也喜欢吃一些。

说到丁阿花的脾气，子孙们都说，老人的脾气很好，性格温和，与人为善，整个村子无论男女老少，没有说她不好的。偶尔别人脾气急了骂她，她也不在意，还劝家里人："骂骂又不痛，别跟人家计较。"照样开开心心，也不跟人家记仇，第二天碰到了还是打招呼。活了这么大岁数，也没跟儿媳吵过架。我想，正是老人的善心影响了子孙后代，才会有我们见到的如此和谐欢乐的一大家子！

老人生活简单，家风优良。老人喜欢晚饭后出门散散步，或者在家无聊时到邻居家坐坐，和人聊聊天。老人爱看越剧，要是碰上村里有人来唱戏，那可就乐坏了。孙媳说，老人平时很喜欢夸赞别人，有时别人学着唱戏，她会说：

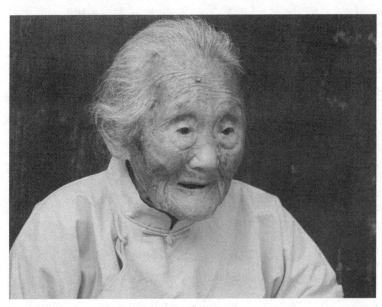

丁阿花老人

"唱得比戏台上还好。"别人听了心里头也高兴。

说话间想起去看看老人的住处，于是在孙媳的引领下，我们走进一楼的一间小屋。只见屋内一张木床、一把竹椅、几只木箱，简单清爽，俨然还是上世纪的模样。是了，那木制家具的古朴气息和老人给我的感觉是如此的相似。

正和老人的子孙们闲聊着老人的趣事，见老奶奶向我们挥手示意，孙媳说，老人是在告诉我们，外边热，屋里坐。于是，老人在我们的簇拥下来到客厅。我们来访了一个多小时，她依然精神抖擞，眼珠子不停地转，像一个新生儿般对周围的一切充满着好奇和热情。在我看来，这多少有点返老还童的意思。

采访接近尾声，走出客厅。竹篱笆上豇豆爬满枝，用一抹绿意点缀着青灰色的篱笆。屋内，老人在大家的簇拥下慢慢吃着西瓜，对着镜头，眼睛放着光彩；院子里，刚刚哭闹着不肯拍照的玄孙女手拿冰激凌欢快地跑过。这大概便是天伦之乐吧。

看到这一幕，我想，像丁阿花这样心善的人往往会更加健康长寿。人有七情六欲，每种情感都时刻与外界发生着信息交换。遇到不好的事情时，会不开心、烦恼；而当遇到可喜的事情时，就会变得开心、神清气爽。所以，要想获得快乐，身心舒畅，就必须让自己与外界保持良好的信息交换。外界环境很多时候并不是我们能够控制的，但我们可以控制自己的言行，通过自己的正能量，与他人良性互动，交换回来愉悦的好环境。现代医学也证明，当人处于精神愉悦的状态时，大脑会大量分泌被称为"长寿因子"的脑啡肽，对健康大有裨益。

丁阿花老人正是通过与人为善这样的良性互动，换回了家人的孝顺、邻居的尊敬。所以，心善者更长寿。

富焕妹

❀

母慈女孝

文 / 钱烨，王晓鸣
采访时间 / 2015 年 10 月

人生名片

富焕妹，女，1913 年 4 月出生。自丈夫、儿子相继离世后，30 多年来与女儿、女婿生活在一起。20 多年前，不慎摔跤后落下残疾，如今借助凳子移步。

温州文成县西坑镇让川村是一个依山而建的畲族之乡。村落干净整洁，有规划整齐的民居，村口有驿站廊亭，有千年古樟树观景台，有始建于乾隆年间的叶氏祠堂，还有巨大的在溪流中缓缓翻转的风车……村口可见"让川文化礼堂"的指示牌和彰显孝文化的孝节牌坊，民宿"悦慢小院"颇有些乌镇风，宽敞的水泥马路几乎一尘不染，抬头随处可见迎风飘扬的几排小红旗和高高挂起的红灯笼上写着"畲"字。畲乡风情俱现，孝风蔚然。

听说在让川村长寿老人随处可见。我们一行沿着村路过桥时，看到两个老人优哉游哉坐在桥墩上，一个看着有六七十岁，另一老太太估摸有八九十岁，手扶着根锃亮的拐杖。因为够不着地，两位老人的双脚几乎都是悬空的，并排坐着唠嗑，看我们路过，好奇地张望。我们停下脚步询问，年纪稍轻的老人说，他们是母子，老母亲没事就喜欢来桥头坐坐，"看风景"，自己有空也常陪着一起，待个把小时才回去。看来村里宣传窗上的"孝文化"的确是深入民心。

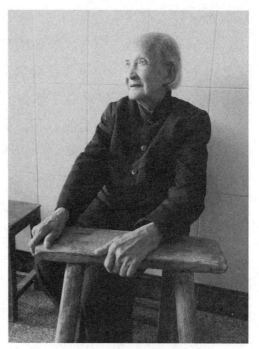

富焕妹老人

我们来到要探望的富焕妹老人家。这是栋修缮一新的楼房，穿过前厅就见她倚墙坐着，面前另有一个稍高于所坐板凳的条凳，老人的双手微微搭着凳面。看得出，老人年轻时必是清秀极了，纵使如今已过百岁，依旧皮肤光滑，面容娟秀，头发也像是精心打理过的，一律往后梳，丝丝缕缕清爽得很。

灶台上一个搪瓷碗里放着一碗汤汁，还微微散着热气，富焕妹老人的女儿过来把它端到老人面前："当地人都习惯了用各种药草，炖汤时加一把，有时煮了当茶喝。我妈有高血压，但是不吃药，喜欢喝这个'白谷腾'。以前还会上山采，现在买着方便，菜场里买上一把，饭后用灶膛里的余热就把草药汤给炖好了，渴了就喝。"说着话，她用手指给老人理了理头发："我妈原来头发全是银白色的，这两年长出了些黑发，告诉她时她高兴坏了。"

富焕妹老人出生于1913年，自从老伴和儿子去世之后，一直跟女儿、女婿生活在一起，至今已有30多年了，母慈女孝，生活得很和顺。原先，她还能帮衬着做些家务，20多年前，老人不慎摔跤，出于年纪等因素考虑，老人并没有做手术，如今已经习惯了借助凳子移步。

听到我们说起老人有福、孩子们待她很细心时，老人抿着嘴笑，反复跟我们说着同一句话："做人要厚道，不贪心，都会有福报的。"老人的女婿说，自己丈人走后没几年，老人的儿子因车祸过世，留下个孙子，去年生病也去世了，不过他们一直瞒着老人，不敢告诉他。他用掺杂着方言的并不标准的普通话和我们说着这些的时候，我看到富焕妹眼眶有点泛红。我并不确定，关于孙子的情况，饱经风霜活了一个世纪的老人，是已经猜到了这样一个结果，只是佯装不知，还是当下才第一次从孩子口中得知……

告辞时，老人扶着凳子站起来，语速缓慢但口齿清晰地说了一句："谢谢你们过来看我。"再质朴不过的一句话，我心里竟然有些感动。一位历经坎坷的世纪老人，老伴、儿子、孙子相继离世，20多年来借助凳子移步，还不忘告诫我们，做人要厚道，不要贪心。我从老人看穿了上百个春秋的眼睛里洞察到犹如婴儿般的澄澈与纯洁，其饱满的温莹之中透着佛性，跳脱了常人的局限和偏狭。

采访结束后，我们被让川村的慈孝人文元素深深打动。节孝牌坊矗立于村口，每年开展祭祖礼、敬老礼等活动，敬老爱老之风浓郁。富焕妹老人受到女儿一家贴心的照护，母慈女孝，老人的晚年生活衣食无忧。

管子云："仓廪实而知礼节，衣食足而知荣辱。"人说"盛世人添寿"，一点也不假，富焕妹老人就是其中的代表。

雷成高

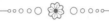

随遇而安

文 / 王晓鸣，钱烨

采访时间 / 2017 年 2 月

人生名片

雷成高，男，1917 年 7 月出生，畲族人。先天性眼睑下垂，视野受限。一生务农，育有四儿一女，老伴 60 多岁去世后，在儿子家轮流居住。

这一站，我们要拜访的是丽水景宁县东坑镇马坑村的雷成高老人。车子停下后步行几分钟，穿过田野中的一条乡村土路，在路的尽头看到一栋两层看似还没有完工的木结构自建房，且周围百米方圆内几乎看不到第二户人家。四周全是农田，种了各式蔬菜，田埂上肆意长着半人高的杂草，南面是一个小土坡，因是冬天，坡上的小树枝丫光秃秃的，稍显零落。

陪同的村领导告知，我们要看望的百岁老人雷成高就住这里。雷成高是畲族人，今年正好 100 岁，原籍是温州泰顺，后来入赘到景宁。沿着石阶走两步进入房内，可见一个很宽敞的门厅，看不到任何家具，只在几根柱子上挂了些杂物和日用品。雷成高和大儿子、大儿媳一同坐在旁边一个房间里，里间就是老人的卧房，除了床和几个木制大衣箱、一张方桌，再无其他多余的摆设。

老人穿着一件干净的蓝色厚夹克衫，戴着藏青色的毛线帽，眼睑下垂，像在闭目养神。大儿子解释说，老人先天性眼睑下垂，视野有限，不过除此之外没有其他大碍，也没生过大病，偶尔有个小感冒什么的，吃点药过两天也就好了。雷成高性格偏内向，弓着背微倚在身后的木墙上，不太说话，但是他家人和我们对话时，身子前倾，听得很仔细。

老人有五个孩子，四儿一女，老伴60多岁去世后，他就跟孩子们一起生活。除去一年前因溺水去世的儿子，以及一个外嫁的女儿外，剩下三个儿子轮流接老人去自己家里居住，每家分摊四个月时间。近期，雷成高和大儿子、大儿媳同住，72岁的大儿子说，老父亲一生务农，并没有什么特别的喜好，他从小就看着父亲在田里忙碌，即使收工回家了也是干干杂活，闲不下来。

我们问起老人的生活习性，大儿媳说，老人不抽烟、不喝酒，喜欢吃荤菜，以肉类为主，蔬菜都是自己种的，从没吃过保健品。生活还是比较规律的，早睡早起。

当我们在里屋和老人及其家人聊天时，看到屋子门口站着两个高个的小伙，面容清秀，有点腼腆。问起他们，雷成高的儿子说："穿红衣服的那个就是去年去世的弟弟、弟媳的儿子，另一个是他同村的朋友，两人常在一起玩。"他说，去年夏天，老人在屋里午睡，他弟弟和弟媳下地干农活，大约因为前两天下过大雨，河水漫上来，一个人不小心落了水，另一个人去拉，水流湍急，两人直接掉进河里，从上游冲到了下游，被人发现时，早已没了生命迹象。老人午觉睡醒后，听说儿子、儿媳都没了，打击肯定不小，但他从未在旁人面前表现出太多。许是这一生里，100个春秋，

36500多个日夜，老人经历过生活的各种磨难，已然练就了他骨子里的隐忍和坚强吧。

临告别时，我们退到房间门口，才发现刚才待过的桌子底下是一个约一米见方的火盆，仍是木头做的，只不过内径围了约半手掌宽的陶土，最中央才放置燃着的木炭供暖。雷成高把双脚搁在火盆上取暖，光脚穿着棉布鞋。老人的儿媳说，父亲就这点怪癖，一年四季都不穿袜子，就爱光脚穿鞋，从来都劝不动。

从雷成高家出来，看到他们养的几只老母鸡在房子边踱步觅食，屋后的竹林呈现一大片黄绿色，与附近山上树木的苍绿、田间蔬菜的翠绿相映生辉。午后的阳光照在身上暖暖的，老人的儿子送我们到路边，我回头远远地看到雷成高老人依旧站在原地望着我们离去。

在雷成高老人身上，我们并未看到大家都认为的健康长寿的饮食习惯，老人吃得并不清淡，好大口吃肉。然而我想，他的长寿总是有原因的。纵观当今社会，许多人年纪大了，会出现失落、孤独、易怒、悲观等不良情绪，而对他来说这些皆不存在，因为他身边从不缺亲人陪伴与照顾。虽然儿子们的生活条件并不富裕，但是老人对住房起居条件不挑剔，只要吃穿不愁，乐得随遇而安。

随遇而安不是不讲究自己的生活，而是让自己更好地适应周围的生活环境，做到入乡随俗，用乐观的心态面对自己的生活。俗话说"只有享不了的福，没有遭不了的罪"，讲的就是这个道理。一生操劳，看淡世事，宽容待人，随遇而安，这些也许就是雷成高老人健康长寿的一大主因吧。

杨金姣

————•◦◦◦◦ ❀ ◦◦◦◦•————

"念经婆婆靠饭力"

文 / 王晓鸣

采访时间 / 2017 年 4 月

人生名片

杨金姣，女，1915 年 7 月出生。她的父亲是当地有名的郎中。她性子直爽，快人快语，干起农活来也不输男人，还常帮村里人办宴席。育有三个儿女，如今只剩下小女儿，现住在小女儿家里。

在绍兴诸暨市暨阳街道永福小区，有位百岁老人，她坚信诸暨当地的一句俗语"念经婆婆靠饭力"，一直主食米饭，多吃米饭，坚信饭一定要吃饱。

当我们见到将满 102 周岁的老人杨金姣时，她正坐在沙发上看着电视，头戴一顶灰色毛线帽，穿着一件紫红色棉袄。她的耳朵有些背，我们大声叫着："杨奶奶，我们来看您了。"听到叫声，老人低垂的头抬了起来，眼睛亮了一下，连忙招呼我们坐下，看得出她挺开心的。

杨金姣曾育有三个儿女，现住在小女儿马丽家中。据女儿、女婿介绍，老太太一餐能吃下一大碗饭，从不挑食，平时也会吃一些人参，其他补品是不吃的。"从小妈妈就常说

'念经婆婆靠饭力'这句话，教导我们无论如何，一定要吃饱饭。"马丽说。即使生病、不舒服，杨金姣也要坚持吃下一碗饭，因为她坚信，如果不吃饭，就不会有力气。

·····不吃米饭，一定没力气·····

杨金姣老人如此注重米饭，与她父亲有着很大的关系。杨金姣的父亲是诸暨当地有名的郎中，叫杨巨福，在她小时候常跟她讲医书中记载的有关米饭的好处。

米饭是人类日常饮食中的主角。大米性平，味甘，有补中益气、健脾养胃、益精强体等作用，可以和五脏，止渴、止泻等。米饭主要含碳水化合物，它是人体所需要的三大营养素之一。光吃米饭，不一定长力气，但不吃米饭一定没力气。所以，一直以来，杨金姣不管是对儿女，还是对孙辈，常常会说起"念经婆婆靠饭力"这句老话，教育孩子们多吃饭，不要挑食。

·····性子直，快人快语·····

说到杨金姣的脾气，女儿、女婿纷纷说，简直是"火着茅草，一点就着"的急脾气。"她的脾气很直爽，心直口快。我想，适当地宣泄，倒是不会把事情闷在心里，也是有利于健康的。"女婿如此诠释。

虽然说恬淡虚无、心境平和宁静是健康长寿的原因之一，但是心里藏不住事，有话就说，或发发脾气，或唠唠叨叨，心里不存焦虑烦恼，无忧无虑如同孩童，这样的百岁老人也不在少数，这是另一种"恬淡虚无"的心境。

杨金姣原来住在暨阳街道马村，由于性子直、快人快语，她往往是有什么说什么，干起农活来也从不输男人，所以她在村里说话很有分量，村干部都会听从她的建议。杨金姣还有一手绝活，就是帮村里的乡亲们办宴席，凡是有红白喜事时，烧上三五桌的菜是没问题的。

女儿马丽今年已经65岁了。她说，三兄妹如今只剩下她一人，为了能更好地照顾母亲，索性把母亲带出村子，和自己一起住。孙辈们还为外婆买来一只小狗解闷，前几天，老人还练习着写自己的名字。"妈妈心态很好，常常让我们放心，她还能活到110岁。"马丽说。

当我们要走时，杨金姣拄着拐杖，站起身来，说道："我身上一点病都没的，大家都是亲戚朋友，吃了饭再走吧。"真是一位念念不忘吃饭的百岁老人，也时时提醒大家不要忘了吃饭。

全国优秀中医临床人才、浙江省名中医侯春光全程参加了诸暨市百岁老人调研工作。他总结道："寿者秘诀：生活简朴，热爱生活，热爱劳动，敢于吃苦，勇于担当，不辞辛劳，心情直爽，坦荡善良，善于忘忧。饮食荤素皆宜，坚持米饭主食。少量饮酒，不沾不良嗜好。家庭和谐，子孙孝顺。"

是啊，百岁老人各有各的活法，他们每天吃得开心，过得顺心，一日三餐吃饱，子孙承欢膝下就是幸福。其实长寿秘诀也是挺简单的。

殷信芳

爱劳动的百岁老人

文 / 周国儿
采访时间 / 2017年8月

人生名片

殷信芳，男，1915年7月出生。祖辈务农，一直以种地为生。育有三个儿子，61岁时老伴去世，之后的一日三餐由三个儿媳提供。

我国古代对不同的年纪有不同的称谓，如60岁为花甲之年，70岁为古稀之年，八九十岁为耄耋之年，年满100岁为期颐之年，将年龄超出100岁的老人称为"人瑞"。

舟山市中医药学会为了配合浙江省中医药学会百岁老人调研工作，对舟山市的百岁老人进行了调查，并上门采访了几位百岁老人，殷信芳老人便是其中一位。

我们来到位于舟山市定海区金塘镇卫平社区的殷信芳老人家。若不是熟人带路并事先知晓，我肯定不会相信眼前这位老人，他的生命已经走过了整整一个世纪——老人身材矮壮，面色红润，耳聪目明，反应灵敏，看得出年轻时一定是把劳动好手。老人见到我们有些惊讶，听了带路人的介绍后，淡淡地笑了笑，看上去非常随和、安详和淡定。

　　老人的家比较简陋，旧屋估计有些年份了，36摄氏度的高温天却窗户紧闭，室内的家具陈旧而零乱。当我们问起几个木箱的来历时，老人告诉我们，有些是他父辈留下来的，有几个是自己年轻时添置的，另外有四个提桶和两个瓷罐是他夫人结婚时的嫁妆，前几年有人想要出高价收购被他拒绝了，说是要留给子孙后代。当我们提出想要看看他的身份证时，老人非常熟练地从箱子里拿出一个小木盒，找出一个白布包，小心翼翼地一层层解开，从几本存折中取出身份证给我们拍照。我们顺着目光意外地发现了木盒里的几本账本和古董级的几件宝贝。老人对这些东西如数家珍，一件件地向我们介绍来历，其中有儿子们结婚时亲戚朋友送彩礼的红色登记本，有中华人民共和国成立初期的房屋土地证，有宗族家谱，还有算命先生对某人名字的解释，等等，旁边的儿媳说她也没有见过这些。

　　殷信芳老人属兔，生于1915年7月31日，刚刚度过102周岁生日，虚岁就是103岁了。老人祖辈务农，一直生活在金塘当地，以种地为生，平时生活俭朴清贫。老人有三个儿子，目前还有两个健在；61岁时老伴去世，从此就在儿子家轮流吃饭，一日三餐全靠三个儿媳提供，直到近年因为年龄关系，由小辈们送饭上门。

　　老人几乎没上过学，但是说话做事小心谨慎，分寸拿捏得当，也很有哲理。当我们问到他的饮食嗜好，喜欢吃荤还是喜欢吃素，偏爱吃肉还是吃鱼时，他说自己从不挑食，有什么就吃什么，荤素鱼肉统统会吃。当问及他平时的个性脾气和为人处世时，他回答说别人都待他很好，乡里乡亲都喜欢他，老老少少都会照顾他。老人的回答，一点也不得罪人。

　　我们为老人做了简单的体检，只见他牙齿全部掉落了，年轻时的重体力劳动导致他的脊柱明显侧弯，看上去有些驼背。血压正常，脉象平稳有力，尺脉有余，是典型的"寿脉"；舌苔薄白红润，与小儿舌苔类似，也许这就是民间"老小人"说法的来历。

当我们问起老人的长寿秘诀时，旁边老人的儿子和邻居异口同声地说：老人一

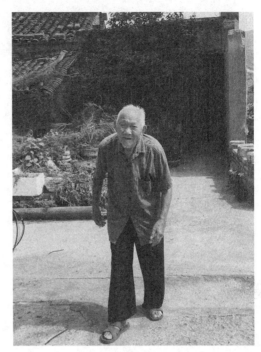

殷信芳老人

生粗茶淡饭，心境淡泊，生活规律，不赌博，不熬夜；平日里与人为善，待人诚恳，对己节俭，对他人却宽厚仁慈，胸怀大度；他自年轻时起，在村里劳动，总是带头抢做重活累活，从不计较个人得失，是个一生勤奋、劳作不止的"老黄牛"……直至近年还在自家门口栽种了不少花草植物，而且经常亲自浇水松土。

随着时代的进步，"人生七十古来稀"的老话已经被改为"人生七十小弟弟"了，如今，七八十岁或者八九十岁的老人已经较为常见，但是真正活到100岁以上的老人还是比较少见的。另外，一般来说长寿的女性要比男性多，但是根据我们这次的调查发现，舟山市的百岁老人中，男性比例要高于女性。我们还发现许多百岁老人的生活都比较坎坷曲折，经历过人生的各种苦难，但是他（她）们却顽强地活到了百岁……他们的人生经历，他们的生命密码，有待后人去

研究、探索与破解。

　　殷信芳老人是我真正意义上接触到的第一个百岁老人，和老人亲近时的感受使我终生难忘。衷心祝愿老人健康长寿！

朱奶丁

有福报的接生婆

文 / 钱烨，王晓鸣

采访时间 / 2015 年 10 月

人生名片

朱奶丁，女，1914 年 12 月出生。她在旧时代是普通的接生婆，50 岁时丧夫，膝下有三男两女。目前独居，子女每天过来照顾。

在温州文成县珊溪镇街尾村，有一位将满 101 周岁的朱奶丁老人，被村里人称为"长寿皆因福报"。

老人的家是临街的老旧木板房，大门用类似古时的"店门板"衔接而成，屋内光线有些暗。同行的当地领导解释说：老人之前生活完全自理，每天都自己做饭。2015 年的台风"苏迪罗"给文成县带来了百年不遇的灾难，朱奶丁老人也受伤了，至今不能下床，只能靠家人每日加以照顾。

老人大概是听到了动静，慢悠悠地坐起来，倚靠在枕头上。听明来意，招呼我们找地方坐，自己拿起床边的电话机拨了起来。一整串数字，烂熟于心，按键铿锵有力。拨通后，老人握着话筒叮嘱着什么。当地领导告诉我们说，老人是在给大儿媳打电话呢，说省里的专家来了，快过来。我们

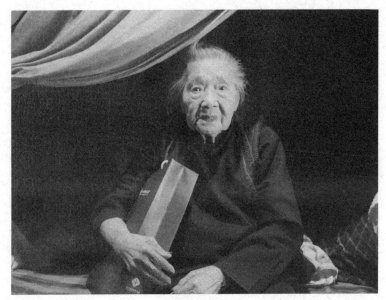

朱奶丁老人

给老人带了些日常用品，以表慰问，她嘴里一边说着谢谢，一边紧紧地搂抱着袋子，很是喜欢。

朱奶丁老人独居，儿女就住在附近的一条老街上，每天过来照顾也不过几分钟路程。

环顾四周，见房间通风处晾着些草药，问起老人。老人来了精神，告诉我们说，她以前是接生婆，村里的、镇上的好多产妇生产都要找她，有时一个月要接生20多个新生儿，"当地如今50岁以上的人，大都是我接生的。"当我们问她是否还记得接生过多少人时，老人陷入深思，过了许久说："还真没算过，几千人是至少了，也许已经上万了。"

有邻居过来凑热闹，跟我们说，老人一直到80岁时还在帮人接生。以前村里大多数人家都穷，家境好的，顺利产下孩子，给个两元；好些人穷得揭不开锅，朱奶奶定是分文不取，连村民给她的两个鸡蛋，也要留下给产妇补身子用。

朱奶丁老人50岁时丧夫，膝下有三男两女，有好心人劝她再找个好人家，也可以生活得轻松点，老人怕委屈了孩子，愣是咬着牙一边忙着给人接生，一边下地干农活，一个人含辛茹苦拉扯大了五个孩子。虽三言两语可浓缩老人的一生，可这几十年的心酸和辛苦，纵使不与人说，也是明了。

我们正说着话时，老人的大儿媳赶来，听说随行的医师带了体检设备，还没来得及说话，就忙不迭地过去把老人的身子垫高些，调整到舒服的位置。医师给老人量了血压，做了心电图和B超等，还进行了中医体质辨识，建立了医疗健康档案。

因为做过好几十年的接生婆，老人略通医术，主动攀谈起来：“我是热性体质，大便干，容易上火，平时会喝些盐开水，可以帮助降火。”大儿媳补充道：“婆婆的血压偏高，有时觉得不太有力气，不过从没去过医院。稍微有点不舒服时，她就自己口嘱‘处方’，家人去药店照单买药就是。平时婆婆也会在家里备些常用的草药，喝凉茶，或者简单外敷都能用上。”

在世人眼里，朱奶丁老人没有什么功名利禄，只是一位普通的接生婆，并以此谋生。她有一颗善良之心，做一些仁爱之事，就会被他人铭记于心。她在做好事的同时，也在为自己积累福报，被村里人称为“长寿皆因福报”之人，这是千金也买不来的美名。

曾经看到一则报道，美国耶鲁大学和加州大学合作研究了一项名为“社会关系如何影响人的死亡率”的课题，研究者随机抽取7000人进行了长达9年的跟踪调查。研究发现，乐于助人且与他人相处融洽的人，其健康状况和预期寿命明显优于常怀恶意、损人利己的人，而后者的死亡率比正常人高出1.5到2倍。在不同种族、阶层、健身习惯的人群中，都得出了相同的结论。此项研究的结论便是：行善能延长人的寿命。

孙锡珍

⚬⚬⚬⚬⚬ ❀ ⚬⚬⚬⚬⚬

适当运动心态好

文 / 矫金玲，王晓鸣
采访时间 / 2016 年 12 月

人生名片

孙锡珍，女，1915 年 1 月出生。有五个子女，老伴去世后曾独居，子女轮流来照看；96 岁开始，大儿子与她居住在一起，照顾生活起居。

拥有着八千年历史的杭州萧山，百岁老人人数一直位居杭州城区榜首。近几年来，萧山百岁老人数量更是增幅明显，截至 2019 年 6 月底共有 181 位百岁老人。其中女性占到了七成以上，与我们采访过的浙江省 255 位百岁老人的男女比例相仿。

关于"长寿的女性为什么比男性要多"这个问题，目前主要有两种解释：一是雌激素对人体有保护作用，能大大降低女性心脑血管疾病的发病率；二是男性在社会中竞争压力大，精神容易紧张，导致患病风险增高。

此次我们走访的就是一位女性百岁老人。孙锡珍老人 1915 年出生，居住在杭州萧山的老城区。老人有五个子女，老伴去世后曾独自一人生活，子女们轮流来照看。六年前，老人已有96岁高龄，需要有人在身边照料，大儿子就和老母亲居住在一起，全天候照料老母亲的生活起居，买菜煮饭，打扫洗衣，样样亲力亲为，陪伴老母亲已有整整六年。大儿子为改善老母亲的居住环境，还重新装修了老房子。于是我们到来时，看到老人在整洁明亮的房间里笑靥如花的温馨一幕。

老人看起来十分硬朗，每天会在房间里做健身操，在我们的要求下，老人现场"表演"了自创的健身操，举手抬脚扭腰，行动十分自如。大儿子说，老人生活很有规律，按时睡觉，每天早上五点半起床，从不挑食，但特别喜欢吃鱼和红肉。

课题调研时，无一例外都要询问长寿秘诀，大儿子脱口而出："心态好。"老人心境平和，不争不夺，不吵不闹，少有大喜大悲，情绪起伏不大。年轻的时候，在国营单位里做营业员，做好分内事，与人无争，更不争一官半职。结婚后，老伴也性情温和，夫妻关系非常好，鲜有争吵。老伴、小儿子前些年相继因病去世，老人没有长期陷于悲痛中不能自拔，很快调整好心态，平和地继续生活。处理最难的婆媳关系，老人也得心应手。大儿媳初次来家里吃饭，那时

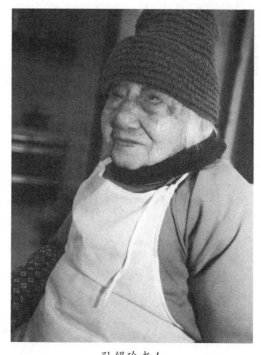

孙锡珍老人

候物资短缺，三个女儿想要吃荤菜，老人会偷偷制止，留给大儿媳。至今，老人对儿媳们也没有丝毫的抱怨。

情绪积极、心平气和地看待生活是大部分百岁老人的真实状态。在调研中，我们从老人、家人、邻里口中听到最多的就是对老人脾气好、子女孝顺的赞扬，这是百岁老人长寿的重要原因。有的家庭虽然经济条件不好，但晚辈们恪尽儿孙本分，悉心照料老人，老人们要求也不高，有吃有衣被，有家，儿孙承欢膝下，足矣。正是这种积极的情绪，无欲、乐观、宽容、感恩的心态，凡事不操心，每天开开心心，使寿星们安享天年。女性长寿老人中情绪积极者更多，所以她们可以活得更长寿。

孙锡珍老人正是有这种积极的情绪，所以儿子评价她"心态好"，再加上生活规律，适当运动，这就是孙锡珍老人长寿的秘诀。

申屠香娣、丁桂香

长寿桐庐之百岁老人

文 / 王晓鸣
采访时间 / 2014年12月

人生名片

申屠香娣，女，1911年7月出生。读过小学，年轻时在当地供销社供职。生过九个孩子，存活了两男两女。丈夫早年因肺结核去世。信奉基督教。

杭州桐庐县这座小城实在有着太多让人着迷的地方。获浦大片颜色绚丽的花海飘逸唯美，每年都吸引着不少浪漫的人到来。有人说："如果自然山水是桐庐的'形'，那么中医药文化就是桐庐的'神'，两者兼具，才是神形合一。"这话没错。

桐庐的中医药文化源远流长，是中药鼻祖桐君老人的故乡，因此，浙江省中医药学会与桐庐结下了不解之缘，举办"桐君堂"杯中药材真伪鉴别全国大赛，观摩桐君中医药文化博物馆，参加华夏药祖桐君朝圣典礼……

2013年，桐庐被中国老年学和老年医学学会授予"中国长寿之乡"的称号；2015年，浙江健康小镇落户桐庐。此次，我们深入桐庐民间，为的是调研百岁老人的养生智慧。

在中国传统古村落江南镇深澳村，我们见到了103周岁的老奶奶申屠香娣，她正坐在门口晒着太阳，很是温暖惬意。她的家是一座三层高的小楼，院子宽阔，门前一棵柚子树结满了丰硕的果实，院内几只肥公鸡咯咯地叫着，土狗在闲散地踱步，一座整齐的柴垛堆在窗台底下，老人一直生活在这里。听到我们来了，她连忙激动地起身拱手欢迎。

申屠奶奶经历了百年沧桑，在家族的兄弟姐妹中，她是最小的一个，也是寿数最长的一个。因为患有白内障，她视力下降，听力也不如以前，牙齿基本完好，平时需要家人照顾。申屠奶奶读过小学，年轻时在当地的供销社供职，现在还享有退休金呢。她生过九个孩子，存活了两男两女，丈夫早年因患肺结核去世。我们问了问她的饮食、二便，察看了舌苔，为她诊了脉，诊断她是阴虚体质，建议家人给她适当滋阴，吃些龟鳖丸、铁皮枫斗等滋补品。

我们很好奇老人长寿的秘诀是什么，她的孙女笑着说："好像也没什么，奶奶的饮食多是些易消化的粗茶淡饭，近十多年来有每天喝一瓶牛奶的习惯。奶奶最大的特点是心态好、脾气好、很包容、很善良，喜欢家人陪着她聊天。信基督教50多年了，原来行动自如时还经常做礼拜。"看得出来，申屠奶奶的居住环境良好，家里干净，生活条件不错，子孙孝顺，家庭和睦。

人生名片

丁桂香，女，1915年10月出生。五岁时作为童养媳嫁到婆家，生育过12个子女，存活四儿四女。30多年前，丈夫去世。目前由四个儿子每周轮流做饭照顾。她信仰佛教。

随后，我们又驱车前往分水镇天莫村看望了丁桂香奶奶。丁奶奶虚岁100岁，一直生长居住在这里。我们见到她时，她靠在躺椅上，有些咳嗽气喘，口周发紫。我便职业性地撩起她的裤腿，按按下肢，我对同来的社区医师说："脚肿的，要去医院看看。"她执拗地说不用去，这几天正巧感冒了，随便吃点药就可以了。

不过见到我们来，她来了精神，非常开心，招呼她的儿子、儿媳为我们泡茶。我环顾四周，她家的生活环境和条件与申屠奶奶相比简陋和清贫了很多。老人和儿子同住在一座老旧房子里，她就睡在灶间。我发现房间里挂了块条状猪肉，一问才知，老人喜欢吃肉，每天割一块烧了吃，因为没有冰箱，就挂在灶间。

老人一辈子吃了很多苦，五岁就作为童养媳嫁到了婆家，一共生育过12个孩

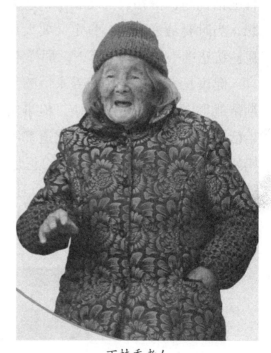

丁桂香老人

子，活下来四儿四女，现都健在，最大的女儿今年84岁。丁奶奶的丈夫去世30多年了，在她的兄弟姐妹中，只有她最长寿。她生活能够自理，小件衣服自己可以洗，做饭由四个儿子每周轮流照顾。她喜欢外出，经常走两三里路到分水镇上玩耍，也不需要人陪伴。她也经常到卫生院配一点钙片、维生素吃。

丁奶奶视力很好，仍然可以做针线活，耳朵有点背，需要大声说话才听得见。她的儿子告诉我们，丁奶奶最大的特点是吃过很多苦，以前经常到山上挖野菜吃，到这两年条件才好一些。丁奶奶信仰佛教。她也很讲究礼节，我们临走的时候，车子马上要开了，只见她慢慢地从巷子里走出来，向我们挥手告别。看着她的身影，我们心中顿时生出许多感动。

第二年开春，我不放心丁奶奶的身体，给那位社区医师打电话询问，得知天气暖和了，老人的身体就好起来了。我想，当时要是去医院，肯定又要大动干戈，吸氧、强心、利尿、抗感染一样也不会落下，那样不知老人挺不挺得过来。

健康长寿是生命科学界永恒的主题。探访百岁老人，很期待能得出一些养生的秘诀。但事实上，每个家庭或个人的生活环境、生活习惯、养生之道都不尽相同。申屠奶奶和丁奶奶住在"长寿之乡"，仰赖的正是桐庐这片青山秀水。此外，我们还发现，她们的共同点还有：结婚早，生育子女多；并且她们都有宗教信仰，常与人为善。

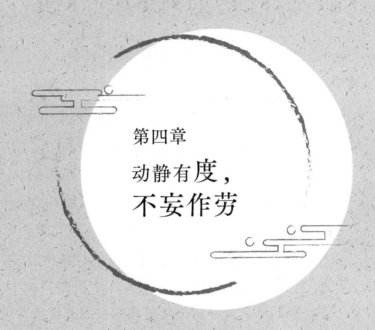

第四章

动静有度，
不妄作劳

张高澄道长母亲

神仙须有凡人做

文／王晓鸣，钱烨

采访时间／2015年11月

人生名片

张高澄道长母亲，出身富贵人家，16岁时赴延安参加革命，曾见过毛主席等老一辈革命家。晚年投奔小儿子张高澄道长，在天台桐柏宫颐养天年。

遇到这位百岁老人，与其说是"寻访"，不如说是"邂逅"，就像是在山中偶遇仙人。中医与道家有着极深的渊源，我们那日去寻访久负盛名的中国道教南宗祖庭台州天台县桐柏宫。车子沿着山路盘旋，车窗外细雨蒙蒙、云雾缭绕，分不清是在云里还是在雾里。抵达山顶后没多久，天公开颜，便开始放晴，整个道观映入眼帘。这是一处风水极佳之地，三面靠山，九峰怀抱，玉宇琼楼皆隐于乔林翠霭之中；一面临水，开阔平坦，极目远眺，风景独好，心情也随之舒展开来。

我们行至桐柏宫的回廊，看到一位戴着米色宽沿帽子，身穿宽松及膝青灰色棉服、深灰裤子，脚蹬一双擦得锃亮的黑色方口软皮鞋的老人，正和几个围拢在她身边的人交谈甚欢。同行中一位当地的姑娘说道："这位是桐柏宫张高澄道长的母亲，已经有100岁了。"虽然见过不少期颐之年的老人，但眼前这位老太太气色红润，说话中气十足，且用带着京腔的普通话和他人流畅对话，如不经指点，谁都想不到这位打扮时尚、气度不凡的老太太竟然已是百岁高龄。

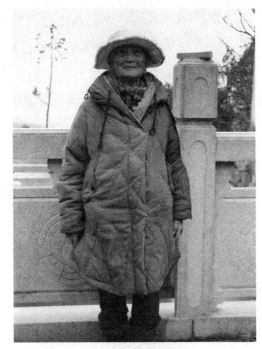
张高澄道长母亲

从旁人的讲述中得知，老太太出身富贵人家，16岁时便离家赴延安参加革命，曾见过毛主席等多位老一辈革命家。后来，作为离休干部的她放弃城市生活，迁到这相对闭塞、生活简朴的道观里，除了要陪她做道长的小儿子外，在这洞天福地里颐养天年大概是她的晚年所愿了。现在的她思维依然很清晰，叙事条理分明。听说每天有打坐、练功的习惯，饭后一定要散步，还经常挑战对身体尚佳的中青年而言也不容易做到的动作，譬如两脚与肩同宽站直，双手伏地，老太太轻轻松松便能将十指相扣的手掌整个贴至地面。这些易筋经里的动作，老人做起来轻车熟路，让人叹服不已。

当大家提出要和老太太合影时，她落落大方地挽着身旁人的臂，示意一起到草坪附近的开阔地带拍照。合影完，被问及长寿秘诀时，老太太不好意思地吐了吐舌头，顽童一般调皮的笑容浮上脸颊："我没有刻意追求什么长寿之道，没有特别喜欢吃的菜，也没有不喜欢吃的东西，保持心情开朗，生活起居规律，练练功而已。这里山好，水清，空气清新，生活安静、自在，可能是个养生的宝地吧。"老太太说话间连眼睛都是笑着的，说完又不经意间嘴角上扬，让见到的人不禁被她满满的正能量感染，觉得云淡风轻起来。

久闻天台桐柏宫是修炼养生的好去处，国家体育总局推广的四套健身功法中，有两套就源于天台山，一是易筋经，二是六字诀。此次到了桐柏宫方知易筋经实为明代天启年间由天台山紫凝道人所撰写而传世的，原系道家导引之术，现为道教南宗秘传功法。"易"是改变的意思，"筋"指肌肉筋骨。修炼易筋经可以"内练精气神，外练筋骨皮"，使全身经脉得到充分疏通，从而达到养生保健、防病治病的目的。在天台，"紫凝易筋经"已作为非物质文化遗产得到传承，成为天台人的全民健身运动；在桐柏宫，由道士们代代传承，是修炼的必学，我们在桐柏宫鸣鹤观也看到不少在此练习的学徒。

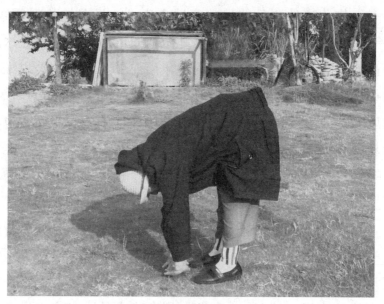

张高澄道长母亲在练功

既然到了易筋经的发源地，我们一行人向张高澄道长提出要学习一下易筋经，张高澄道长爽快地答应了，并安排了一位道人指导。我们练习的是最简单的易筋经八式：沐浴守中、铁牛犁地、海底归元、两仪融清、神象飞精、摘星望月、鼎立乾坤、归元丹田。我们一行人在道人的指导下，煞有介事地练习起来。上托时，两掌如拿重物；撑掌时，两掌有排山之感；拽拉时，两膀如负百斤。一招一式，动作舒展，伸筋拔骨，动静相兼。看似简单的动作，几个回合下来，我已经全身发热汗出涔涔，腿力不济胳膊酸楚，连连告饶逃下阵来。虽然没有练到位，但也算是体验了一回内外双修、心身融为一体的易筋经功法。

　　神仙须有凡人做，至此天台自求索。当人们在纷纷扰扰的世间为延年益寿而趋之若鹜时，张高澄道长的母亲却站在桐柏宫远离世事烦扰，心静如水，以豁达快乐、动静结合的生活方式演绎着自然养生观。诚如张高澄道长所言："好道者要重生，重生者要好道。"养生就要有道。道家讲究自然，《黄帝内经》开篇就说："其知道者，法于阴阳，和于术数。"南宗最大的特点是靠"内药"来治病，就是用自己体内的"药"来治病，养好自己的身体。在"人生七十古来稀"的古代，南宗五祖的平均寿命却超过121岁。作为中国本土宗教，创教之初，道教便把"长生久视"作为修养的重要目的，形成了一整套行之有效的养生理念，并与中医学相互融摄。如今，作为道教文化之一的易筋经已走出一条新路，在传承的基础上发扬光大，进入了寻常百姓的生活。

　　当，当，当……道观内的钟声响起，道人们要吃晚饭了。不知不觉中夕阳已西下，极目远眺，山峦在夜幕云雾的笼罩下显得格外静谧，我们也该下山了。大诗人孟浩然在

第四章　动静有度，不妄作劳

x

129

《宿天台桐柏观》里写道："愿言解缨络，从此去烦恼。"有缘人可来桐柏宫感受道教南宗天人合一、道法自然的养生内涵，也可听听道长亲授的养生心法课，修炼一下易筋经。

徐松柳

勤做操，懂养生

文 / 吴峥，王晓鸣

采访时间 / 2017年7月

人生名片

徐松柳，女，1918年8月出生。注重养生，每天一起床就会锻炼身体；爱赶时髦，也喜欢种绿植；家境富裕，有专门的保姆照顾。平日里和儿子一家人同住，四世同堂，其乐融融。

车子行驶在丽水庆元县西洋村一条平坦的小路上，在一栋崭新的小洋房前缓缓停下。摇下车窗，一个干净整洁的院门映入眼帘。下车步入，院中有一席长桌和几把椅子，一位老人正端坐在石桌边晒太阳，一看便知那一定是刚满百岁的徐松柳老太太了。看见我们来了，老人便站了起来，热情地迎我们进屋。收拾利落的客厅里摆设不多，唯有一张全家福最博人眼球，四世同堂的一家人，隔着照片都能感受到无比温馨幸福的家庭氛围。心中不免暗自称巧，似乎百岁老人的家庭都是那么满满一大家子人，且又是其乐融融。

我们和老太太的儿子攀谈起来，向他讨教徐松柳老人的长寿秘诀，这可打开了他的话匣子。讲到自己母亲平日里的

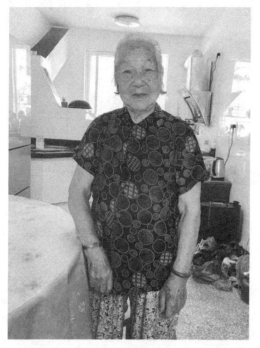

徐松柳老人

养生保健，他似乎有讲不完的故事，一边讲着，一边还指着桌上那盘腌生姜，告诉我们，这是母亲平日里最常吃的菜肴。他说母亲养生很是赶时髦，前些年流行食用酵素，母亲便千方百计寻求制作酵素的方法。母亲虽已高龄，却还每天在洗澡后饮少许白酒，说是活血化瘀。

　　说到平日的运动，老人讲起自己每天一起床就会锻炼身体。我们一行人好奇，想要学一学，老人便一脸严肃地示范给大家看。十指相扣于胸前，双腿匀速地抖动着，虽然动作简单，幅度也不大，但是日复一日地坚持，倒也难能可贵。儿子看见母亲在做操，也自告奋勇做起自己的那套操。他一边吸气，一边双手慢慢举过头顶，然后慢慢呼气，把手复原，就这样重复好几遍后，他又来了个立位体前屈。大家都惊叹于他良好的柔韧性，且又自愧不如。一家人都如此注重日常锻炼与保健，看来徐松柳老人养生的精神感染了全家人。

　　聊了许久之后，徐松柳老人领着我们上楼。老人虽然脚步缓慢，可她依旧可以独自上楼。众人原本想上前搀扶，却又相视一笑。来到二楼平台，映入眼帘的是郁郁葱葱的各种绿植，此时此刻，我们可以感受到徐松柳老人眼里闪出的骄傲目光。我们间歇给徐松柳老人拍照，老人很是可爱，每当她发现镜头对着自己时，她会立即坐端正，眼睛认真地看向镜头，直到镜头放下，她才肯放松自己。

徐松柳老人平日里和儿子一家人同住，几个孩子经济条件都不错，家里请了一个保姆料理老人的起居。良好的经济条件，和睦敬老的家庭氛围，加上老人自身良好的保健方式和一颗简单阳光的心，自然不难有一个长寿的"基因"。

临行前，我们送上一份礼物表达心意，徐松柳老人一手拿着礼物笑得合不拢嘴，一手则轻轻地拉着我们，不舍我们离去，还不停地说道："既然来了，吃了饭再走吧！"徐松柳老人总是给人一种温暖慈祥的感觉，但愿徐奶奶可以一直那么阳光地笑下去，把她的养生经验传授给更多的人。

徐松柳老人是我们采访过的为数不多注重养生的百岁老人，尤其是她那一套自编的养生操，运动量不大，很适合老年人，且又能持之以恒。徐松柳老人家境富裕，有专门的保姆照顾，每天操练自编的养生操，动静有度，很好地诠释了运动养生的精髓理念。另外，她和其他百岁老人一样，也有着幸福的生活：儿孙满堂，晚辈孝顺，体无大病，乐观开朗。

徐福森

──────── ◦◦◦◦◦ ✿ ◦◦◦◦◦ ────────

爱"玩"的百岁老人

文 / 王晓鸣

采访时间 / 2017年6月

人生名片

徐福森,男,1917年11月出生。年轻时是当地有名的泥工,常年在外从事建筑工作,1979年退休。受他的影响,子孙承袭建筑业,是四代建筑世家。

2017年6月20日,义乌市中医医院在"贯彻《中医药法》,助推健康义乌高峰论坛"上,启动了"寻访百岁老人,探索长寿秘密"的活动。启动仪式后,我们跟随时任义乌市中医医院院长王宏献一行人去拜访了百岁老人徐福森。

盛村是义乌市佛堂镇的一个自然村,铜溪环绕着整个村庄。一进入盛村,只见池塘里的荷花正盛开着,绿叶粉花映入我们的眼帘,微风吹来阵阵沁人的清香,使人心旷神怡。村庄里的街巷地面干净,房前屋后小有景致,果树花卉点缀其中,徐福森老人就生活在这样惬意休闲的环境中。

徐福森老人生于1917年,我们去拜访时将满100周岁。老人很有范儿,腰杆笔挺,坐姿挺拔,步态稳健。恰逢义乌市电视台的记者正在采访,面对镜头,老人毫不怯场,还时时不忘整理衣领，镜头感十足，看上去真是位"名角"。老人给我的初步印象是：举手投足间"训练有素"，精神面貌积极向上，面对我们一行人的突然造访，应对有礼有节，而不像其他老人那样初遇外人时显得很紧张，这可能与他年轻时走南闯北、见多识广的经历有关。

随着调研工作的展开，我们仔细询问了老人的基本情况、人口学特征、家族遗传和疾病谱，以及生活方式、嗜好、中医体质等诸多情况，徐福森老人的生活轨迹有什么特别的地方呢？

▪▪▪▪◆ "玩"出来的长寿 ◆▪▪▪▪

徐福森老人年轻时是当地有名的泥工，常年在外从事建筑工作，住的是工棚，很辛苦。中华人民共和国成立后进入手工业者合作社，即后来的义乌市第一建筑公司，直至1979年退休。受他的影响，后代们的工作也大都与建筑有关，是四代建筑世家。

由于常年不着家，一人在外，需要自找乐趣，所以老人年轻时就学会了唱戏，演婺剧小生角色。还喜欢打麻将，年纪大了又学会了玩纸牌。喜欢"玩"，是他的特别之处。

"我父亲年轻时很帅的，常年在外打工，一有空就去唱戏，家里的事都是母亲操心，他很超脱潇洒的。饮食上喜欢吃肉，特别喜欢吃猪脚，胃口很好。生活起居是早睡早起，一般晚上六点就睡觉了，早上六点起床，年纪大了以后，中午还要睡一会儿。现在不唱戏了，但还是很喜欢听戏。在疾病方面，72岁时曾经脑外伤；前几年因心律过缓，还装了起搏器。"老人的儿子对我们说。

我们提议，让徐福森老人唱几句婺剧听听。老人推脱不

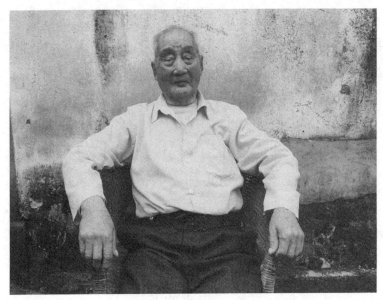
徐福森老人

过，就随口唱起了《薛仁贵别妻》里的段子。我听不懂婺剧，不知道老人唱得是否字正腔圆，但从音韵、表情里能体会到老人心宽、乐观的心境，也传递着家庭和睦、温馨有爱的气氛，感染着在场的每一位。玩乐之中，也是运动养生。

◆◆◆◆◆ 手眼动作协调，有利于养生 ◆◆◆◆◆

"打打纸牌给我们看看。"老人欣然答应，和保姆两人开始"胡牌"。我看了一会儿，也没看明白这个称作"胡牌"的打法。只见徐福森老人摸牌、理牌、出牌，眼明手快，反应敏捷。

游戏规则没有弄清楚，但是在观看老人打牌的过程中，我在想一个问题，徐福森老人早年在外打拼，后有子孙承袭建筑业，家境殷实，晚年有保姆打理家务，事事只需开口，无需动手。他打"胡牌"多年了，这是个需要手、眼、脑综合协调才能完成的游戏。手眼动作的协调能力可以衡量一个儿童发育的成熟度，故而婴幼儿手眼动作的早期训练很重要。而老年人呢？保持手眼动作协调性的一些运动方法，是否也有异曲同工的道理？如打牌、做手工、跳舞、做操等，都能让人变得更聪明，起到预防认知障碍的作用，这也是适合"养尊处优"的老年人的一种养生方法。

随着社会经济的发展，义乌市百岁老人人数整体呈增多趋势。为追寻人类长寿的原因，延缓衰老的过程，找出长寿的共性和个性特征，义乌市中医医院在全市范围内开展了百岁老人全样本调研活动。希望有更多的人参与到这项社会公益活动中来，积极传播参与、奉献、互助、友爱、进步的志愿者精神，促进社会和谐发展。

张明西

———∘∘∘∘○ ✾ ○∘∘∘∘———

劳作一辈子

文 / 钱烨
采访时间 / 2015 年 10 月

人生名片

　　张明西，男，1915 年 11 月出生。年轻时是木匠，被抓过壮丁。1943 年加入中国共产党，是村里党龄最长的老党员。

　　"莫道桑榆晚，为霞尚满天。"这是过了花甲之年的刘禹锡当年写给至交白居易的一句答诗，以示虽是晚年，亦要积极乐观，有"老骥伏枥"之心态。同样，这也是百岁老人张明西带给我们的感觉。

　　我们一行人到达位于温州文成县巨屿镇龙翔南路的张明西家时，一位看起来 80 岁上下的老人出来迎接。他告诉我们，他是张明西的儿子，父亲前些天得知我们要来，今天醒得特别早，就在家里等着。待我们进到客厅，从里屋走出一位看着和身边的领路人差不多年纪的老人，步履稳健，很是精神。一时间有点恍惚，不敢确认。"老儿子"笑笑说："这就是我父亲张明西了，今年正好 100 周岁。别说你们了，我们一起出门，村里人常说'这是 80 岁的父亲和 80 岁的儿子'。"形容得一点都不假，恰如其分。张明西在堂前坐下，儿子在身旁一衬，如果旁人不加以解释，完全像一对兄弟。

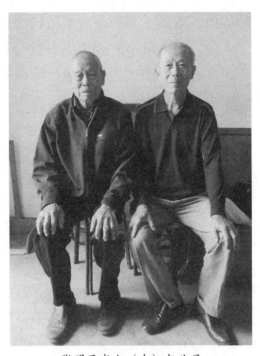

张明西老人（左）与儿子

一同前来的当地领导说，张明西老人的身体硬朗得很，手脚尚灵便，至今还能下地干农活，前些年还能挑起150斤的担子，挺轻松的。

环顾四周，对着大门的墙上的一块书写着"寿山福海"的匾额吸引了我，老人说这是今年家人为他做寿时，侄子侄婿们送的。匾额下一左一右各有两座一米多高的根雕摆件，其中一座的顶部还立着两只鸟，栩栩如生。我们问老人："这个也是贺礼？"老人摆摆手笑了，并未作答。反倒是老人的儿子赶紧接话："我父亲年轻时是木匠，给人打了几十年家具，年纪大了后不做活了，不过也是没闲下来，要是碰到好看的树根什么的都会捡回来，自己捣鼓几个月，做些摆件用来装饰。"作为木匠的儿子，他说自己其实也是受老父亲的影响，是个木匠，自己的儿子也是，只不过这些年做家具的人家少了，都买现成的，木匠活又太辛苦，前几年自己的儿子转行做生意去了。

如此一说，我们环顾四周，的确可以在这个家的角角落落发现点"蛛丝马迹"，它们在不经意间透露出木匠世家的风范。转到后院时，我惊喜地发现院子里有个小水塘，养着些鱼，水塘之上架构起简单但连贯的景观：几块大石头垒起的假山、盆景、石制或者木结构的小桥、小塔、小亭子……老人说，闲来没事时要是出去逛，看到什么可用的都会拿回来，也有孙子辈买来的，他都给折腾上去了。许是因为做木匠出身，才会如此心细和手巧吧。

张明西说自己现在完全能自理，平时就自己做饭，并不需晚辈们照顾。平时料理下地里的青菜瓜果，馋了就上街去买点肉、鱼，"反正闲着也是闲着，灶头上炖个半天，软糯得不行，就着自己种的蔬菜炒两个小菜，不要太惬意呢。"

老人的儿子说："父亲还有个弟弟，也是地下党员，1943年被捕，在福建建阳集中营牺牲，后被追认为革命烈士。早时打仗那会儿，父亲还被抓过壮丁，所幸后来回来了。他的父亲去世得早，两个弟弟小，长兄如父，全靠他支撑家庭。我母亲走得早，他又要把我们拉扯大，很不易。"

或许因为当地是革命烈士刘英战斗过的地方，张明西受到影响，早在1943年就入了党，算是村里党龄最长的一位了。如今在生活方面，老人完全不愁，每月能领村里发给百岁老人的500元补贴，又因是老党员，还有500元可以领，1000元生活费对张明西老人来说，吃穿用度足够了。何况晚辈们每次过来看望，也总会带好些东西给他。

张明西自称身体很好，唯独消化不太好，因此这几年习惯了一天只吃两餐：每天九点到十点一顿，下午四点左右再吃一顿。问起老人，长寿的秘诀是什么？老人的儿子忙说："心态好，从没见他跟谁吵过架；又忠厚老实，买东西什么的也从不贪便宜，更不会讨价还价；加上他劳作了一辈子，身体得到了锻炼吧。"

当我们起身离开时，张明西执意要送到村口，看着我们上车，直至车子开走，他还在原地挥着手，就像村口的那一棵古樟树，历经风雨，看淡人生。

蓝 崇

·•·•·• ❀ •·•·•·

幸福生活在晚年

文／王晓鸣，马昇越
采访时间／2016年12月，2021年4月

人生名片

蓝崇，男，1917年2月出生，畲族人。9岁进入私塾读书，12岁至县立第二高等学校学习，19岁到永安小学当助教，20岁进入遂昌简易师范学校。师范学校毕业后，先后在遂昌多家小学任教，后任校长。1959年由于历史原因回到农村，当过养猪场饲养员。1982年恢复教师待遇。

2016年末的一天上午，我们如约来到丽水遂昌县大柘镇永安村，探望百岁老人蓝崇。

从遂昌县城出发，20分钟左右的车程，便进入永安村地界。只见路两边山峦叠翠，竹林、茶地、山溪、古民居接踵而至，我们坐在车里按捺不住，便下车步行起来。永安村是少数民族村落，村里70%以上是蓝姓或雷姓的畲族人，他们在这里定居已有400多年了。这里的自然地理环境优越，民风淳朴，是通往南尖岩、千佛山等著名景区的必经之地。

不一会儿，就到了村口的文化礼堂。在大柘镇卫生院院长的指引下，我们拐入旁边的一条小路，路尽头便是蓝崇老

人的家，一处普通的二层楼农家小院。看到我们来了，老人高兴地迎了上来。他穿了件喜庆的红色中式上装，显然刻意进行了"打扮"。他热情地招呼我们上了二楼的居室。

老人耳聪目明，非常健谈，不一会儿，我们和老人就熟络起来了。在与老人的交谈中，我们大概理清了他的经历：1917年2月出生在大柘镇永安村的一个畲族家庭。9岁进入私塾读书，12岁到县立第二高等学校学习，19岁到永安村小当助教，20岁进入遂昌简易师范学校。师范学校毕业后，先后在遂昌多家小学任教，后任校长。1959年，由于历史的原因，回到农村劳动，当过养猪场饲养员。1982年，恢复教师待遇，那时他已经60多岁了。

只见不大的居室里，靠墙整整齐齐码放着一摞摞《浙江老年报》，这是老人的必读读物，看完了也舍不得丢弃，装订成册后保存。旁边还有一摞纸，不像是报纸，打开一看，

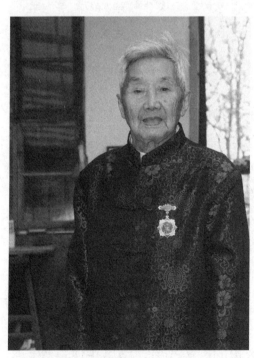

蓝崇老人

是他自己画的二十四式太极拳法，图画配文字，形象逼真，简明易懂。墙上悬挂着许多老人写的书法，其中一幅是不久前才写的，也是他的自勉之语："生命不息，追求莫止，唯有如此，活得充实。"

听说老人获得过很多荣誉，我提出要看一看。床旁一侧叠放着四五只箱子，大

约有齐胸那么高，只见蓝老麻利地搬下一只箱子，动作一点也不亚于年轻人。打开箱子一看，老人获得的荣誉证书还真不少，其中"遂昌县革命文化史料征集办公室"颁发的聘书引起了我的注意。蓝老告诉我，他曾写过《泉湖寺之回忆》一文，主要内容是大柘镇革命历史回忆。《中共遂昌党史》记载道："1938年3月，进步学生蓝崇任团长的遂昌简师抗日救亡团建立后，即在中共组织的领导下，深入各地农村开展抗日救亡工作……"

蓝老对那一段辉煌的历史却不以为然，反而对晚年的生活津津乐道。他动情地说："遂昌县教师退休协会和老年人体育协会是我晚年学习的乐园，让我的生活变得丰富多彩。经过推荐，2004年我被评为第六届全国健康老人，成为遂昌县第一位健康老人，县委书记还亲自为我颁奖。"

我问蓝老的儿子："老人每月的收入和开支是多少？"老人的儿子悄悄地对我说："钱都是他自己保管的，我都不知道。"老人爽朗地说："我享受教师退休工资，还有补贴，瞧，我都记着账呢！"只见他拿出一本练习簿，上面仔仔细细记着每月收入和发放单位。老人很满足，也非常感谢党和政府对老年人的关爱。

说到兴致处，蓝老提议要打太极拳给我们看，带我们下了楼。只见他太极拳、哑铃、棍术、剑术轮番上马，我们怕老人累着，忙不停地劝阻，他仍然一招一式、一板一眼地完成整套动作，哪像是位百岁老人？！

我们给蓝老父子俩拍照留念，两人站在一起，不知情的人还真不知谁是父亲，谁是儿子。

关于健康长寿，老人自己总结了六点：

一是注重饮食营养。平时粗细粮搭配，菜新鲜，不挑食，多喝汤，限饮酒。春秋菜面经常吃，夏季绿豆熬米粥，冬季番薯不可少，饭后半小时吃水果。

二是坚持运动锻炼。年轻时，曾担任体育老师；中老年后，坚持体育锻炼至今。傍晚散步、慢跑，平时做做保健操，打太极拳，舞太极剑，从不间断。

三是学习丰富多彩。年轻时，爱好运动，喜欢写写文章，画画图画。中年后，学习了根雕、兽医。进入老年，尤其爱好阅读、写毛笔字、画国画、篆刻等。通过各种学习，让精神集中，排除杂念，心正气和，延年益寿。

四是保持乐观心态。一个心态积极、与人为善、助人为乐的人就不容易衰老。比如说，农户遇到牲畜发病，不管多远，他都乐意上门医治。出门上街遇到熟人，总是笑容满面，主动打招呼。坚持做小事，做好事，做善事，做到老。

五是组织关心爱护。政府对老人的关爱，特别是县老年体协、老龄委和退教协的关心，组织外出旅游，授"长寿匾"，举办交流活动，介绍健康长寿经验。

六是家庭和睦幸福。膝下有两个儿子，目前五世同堂。

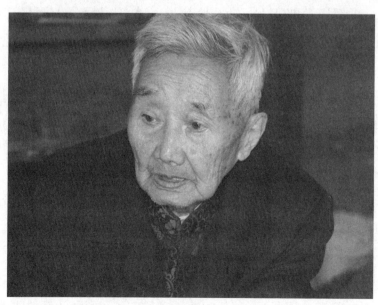

蓝崇老人

儿子、媳妇孝顺，孙女、孙女婿更是尊敬有加，生活上照顾周到，享受天伦之乐。

2021年4月23日，春，时隔4年，我们再次来到永安村拜访蓝老。

踏进蓝老的家门，我们便远远看到老人正聚精会神地看着报。等我们走近，老人才发现我们的到来，迅速放下手中的老花镜，热情地迎了上来，脚步依然矫健。再次见到蓝老，他的脸上依旧挂着慈祥的笑容，精神矍铄。

当我们询问了老人近两年的身体状况之后，聊到了今年是建党百年，老人带着我们再次回忆了那段精彩的历史。那时蓝老才20岁出头，带领一群热血青年，演出抗日剧目，创办民众夜校，刊出抗战墙报等，使我们不由得再次对蓝老肃然起敬。

随后，蓝老给我们展示了他特别为建党百年书写的两幅书法作品。同时还不时感叹道："没有共产党，就没有我们今天的美好生活！"

采访虽然结束了，我却一直在想：健康长寿的原因到底是什么呢？其实，成书于春秋战国时期的《黄帝内经》在第一篇《上古天真论》中就揭秘了，而蓝崇老人则印证了这个道理。蓝老就是一位"其知道者，法于阴阳，和于术数，食饮有节，起居有常，不妄作劳，故能形与神俱"的百岁老人，真正做到了"恬淡虚无，真气从之，精神内守，病安从来""所以能年皆度百岁而动作不衰者，以其德全不危也"。

最后，用蓝崇老人的一句话作为本文结语："人说夕阳无限好，只是近黄昏。而我认为，最美不过夕阳红，无限幸福在晚年！"

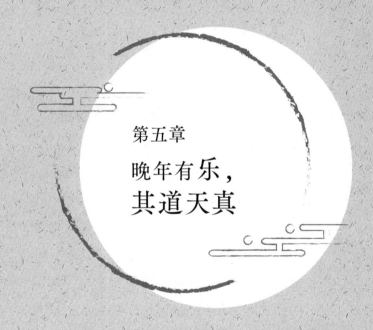

第五章

晚年有乐，
其道天真

叶端兴

种植香菇的百岁老人

文 / 王晓鸣，吴峥
采访时间 / 2017 年 7 月

人生名片

　　叶端兴，男，1917 年 3 月出生。家族世代以种植香菇为生，到他这一代已经是第四代了。他种香菇、吃香菇，年过百岁还常住在香菇基地。

　　"处州无闲草，自古多寿星。"确实如此，我们所到之处，丽水的缙云、云和、景宁、龙泉、遂昌、松阳、庆元等地，几乎村村都有长寿老人。据统计，丽水人均预期寿命为80.06 岁，远远高于全国平均水平。丽水市 2013 年获评"中国长寿之乡"，成为全国唯一一个地级市级别的"中国长寿之乡"。

　　丽水的森林覆盖率高达 80.79%，是浙江省最大的林业基地。林地是最好的"氧气瓶"，24 小时不间断地释放着空气中的长寿素——负氧离子，丽水空气中每立方厘米负氧离子含量平均达 3000 个，是一般城市的 30 倍以上。与此同时，丽水市各级政府高度重视老龄事业发展，2011 年制定出台了《丽水市高龄老人补贴制度》，让老人们老有所养，老有所乐，生活无忧，让丽水真正成为"秀山丽水、养生福地、长寿之乡"。

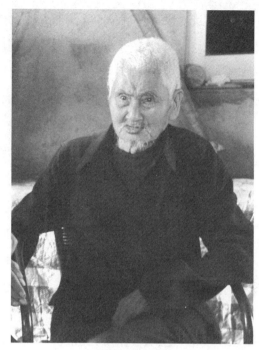

叶端兴老人

我们走访慰问了丽水地区的71位百岁老人。每到一处，调研组都仔细询问老人的身体状况和日常用药情况，进行体格检查，告知辖区医师或家人照顾老人的注意事项，并填写包括个人基本情况、人口学特征、家族遗传、疾病谱、生活方式、个性嗜好、中医体质等方面的问卷调查表，用写实的方法记录下我们的所见、所闻、所感……

丽水庆元不仅有藏在深山里的百山祖原始森林，还有儒学深厚之所大济（进士村），更有山珍香菇。800年前，栖居庆元的香菇始祖吴三公发明了人工栽培香菇的"剁花法"，让庆元成为"香菇开史之地"。此次我们走访的百岁老人便和香菇有着不解之缘。

驱车在庆元县洋墩通往大坑的路上，有许多种植香菇的大棚，大棚里边布满了成排的菌棒。像我们这样常年居住在城市里的人难得看到这样的景象，不免大口地呼吸着这香菇带来的特有气息。

在这里，我们遇见了刚过完百岁生日的叶端兴老人。他身着一袭利落的蓝布衣，安静地端坐在家门口。老人的气色很好，面容清爽，特别是双眼炯炯有神，岁月似乎不舍得在叶端兴老人身上留下过多的痕迹。看见一行人走过来，老人从座椅上站了起来，走上前迎接我们。老人一边邀请我们就座，一边招呼儿媳给我们泡茶，还拿出了家里的南瓜子和零食，言谈举止间，无不透露着热情好客的性格。

我们坐下来和老人聊天。虽然老人说的大部分是方言，但是看得出老人很健谈，表达能力也很好。老人说，他们一家常年以种植香菇为生，到自己这里已经是第四代了，他对这一点很是骄傲和自豪。他的儿子普通话说得很好，从他那里我们更深入了解了老人的日常生活和为人处世。

叶端兴老人从不喝酒，年轻时曾吸过烟，20多年前便戒了。老人平日里吃得最多的正是香菇，多年以来，身体一直都很不错，也很少生病。被问起老人每天的睡眠如何，家人都说老人的睡眠时间很长，每天都要睡10个小时以上，起居非常有规律。到了八九月份香菇生长的时节，老人还常常去基地干农活、料理菌棒。儿子介绍说，过去一家人住在一起，现在父亲年纪大了，为了方便照顾，才搬到了香菇基地住，由儿子和儿媳照顾老人的生活和日常起居。虽然现在家里人少了，但是子孙们一有空就会回家看望老人，一家人温馨和睦。老人性格开朗，喜欢去周边的邻居家串门。可能正是因为常年都有非常良好的邻里关系和家庭氛围，老人总是开开心心的，很少有忧愁和烦恼。老人信奉佛教，平时的佛教纪念日，他都会去参加祭拜活动。老人总是怀着一颗善良慈悲的心，真心对待身边的人，不紧不慢、有条不紊、平心静气地过日子，再加上自己有良好的生活起居习惯，才可以一直如此健康。这大概就是他的长寿秘诀吧。

攀谈的间隙，儿媳拿出早上烧好的茶叶蛋分给大家吃。她说这是庆元的特色，当地人都称之为"长寿蛋"，有向往美好生活的寓意。吃了百岁老人的"长寿蛋"，聆听了老人的养生经验，我们和叶端兴一家人依依惜别。

　　叶端兴老人种香菇、吃香菇，晚餐我们特地点了清蒸香菇吃。香菇是有名的山珍，也称"长寿菜"。相传，明太祖朱元璋为了祈雨，带头吃素数月，胃口日益不佳。军师刘伯温特地将从家乡带来的名特产香菇烹调成一道"烧香菇"菜肴给朱元璋品尝。朱元璋吃后觉得滋味鲜美，赞不绝口。刘伯温上禀，浙江庆元有位姑娘，为躲避迫害逃往山里，饿昏在地，醒来后吃了山里的香菇，不仅慢慢恢复了体力，最后还活到百岁以上。从此，朱元璋称香菇为"长寿菜"，经常食用。虽然故事的真实性有待考证，但香菇被称为"长寿菜"是有道理的。《本草纲目》认为，香菇甘、平、无毒，能益气不饥，治风破血，化痰理气，益味助食，理小便不禁。现代研究发现，香菇含有多种酶和人体必需的氨基酸，以及香菇多糖等，是食用菌中的上品，不可辜负的健康养生美食。

斯凤香

岁月静好爱读报

文 / 吴峥
采访时间 / 2017年8月

人生名片

斯凤香，女，1914年5月出生。出身于大户人家，从小就读于私塾，还在南京接受过正规的学校教育。婆婆待她如己出，儿媳也很孝顺，一直过着有福气的生活。

8月底的骄阳虽已不再像7月那般烈日炎炎，却也还是夺目耀眼。移步在金华东阳市吴宁街道的一条碎石小道上，不久眼前便出现一栋崭新的小别墅，金色欧式的院落大门，两层全景落地的大阳台，看上去简约而大气。在门边的木质花架上，整齐地放着一排排长得姣好的多肉盆景。这里便是我们要拜访的103岁老人斯凤香的家，不难看出，这里住着热爱生活且又懂得美、追求美的一家人。

我们刚进门，一家人便立马围了上来，不停地说道："知道你们要来看母亲，一直在等你们。"一边说着，一边搀扶着斯凤香老人来到客厅坐下。这是一位十分秀气的老太太，一身朴素的"五四装"，搭配着一双精致的红纹绣花鞋，始终保持着两腿并拢的优雅坐姿。我们开始和斯凤香老人进行交谈。尽管还需要两位儿媳在一旁代为回答，但是老人清楚聊天的内容，时不时地还会插上几句。我们为老人把脉，感叹其脉搏深长而有力，又观其舌苔，赞道如幼儿般娇嫩。询问平日的饮食，儿子说母亲性格好，从来不挑食，虽然今年没有往年那样的好胃口，但保健品还是

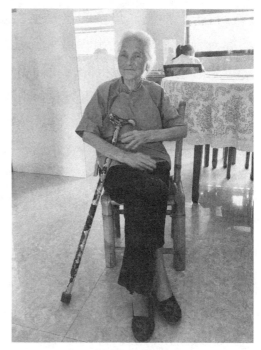

斯凤香老人

每天都在坚持服用。他领着我们走进老太太的卧室，只见桌上整齐地摆放着各种常见的保健品。儿子告诉我们，一直以来母亲都是自己挑选保健品的。

讲起母亲的日常生活，大家都说母亲最常做的就是阅读报纸。这倒提起了大家的兴致，孩子们马上给母亲戴好老花镜，把报纸递到她的手上。看着老人可以识字读报，我们推算着，斯凤香老人年幼时的家境一定很不错，一问果真是出身大户人家的小姐。舅舅在朝为官，斯凤香老人从小就读于私塾，先生教她读书认字，后来还去过南京的学校接受正规的教育。从和老太太的接触中我们可以感受到，老人心静若水，动作虽然不多，但是一举一动无不透着大家闺秀的气质。人们常说阅读可以养心，有研究也表明阅读者可以更长寿，想来斯凤香老人就是一个很好的典范，读报充实晚年生活，心平气和则岁月静好。

孩子们都说，母亲的这一生，没有做过什么重活苦活，婆婆对她也是视如己出，后来有了两个儿媳，都很是孝顺，把母亲的生活照顾得很好。我们不难发现，老太太一直过着很有福气的生活，既不用劳心，也不用劳力，日常的她不是读报就是躺着休息，都是以静养为主。但是我们注意到，家里有两个曾孙辈的孩子一直在客厅嬉戏玩耍，还有一个稍大一些的小女孩在书桌前伏案写着作业。不禁感叹一个人最大的福气莫过于此，年过百岁，心无烦事，子孙满堂，承欢膝下。

儿媳拿出家里厚厚的相册，其中有一张泛黄的相片很有纪念意义，是老太太18岁时在南京中山陵的留影。时过境迁，唯一不变的还是一袭素雅的"五四装"。老太太抚摸着照片，又指指自己，时光似乎在那一瞬间骤然停下来，迅速倒回到了那一年那一天。我们无法想象，看着这张老照片的老人，脑海里会浮现多少跌宕起伏的过往。

和一家人聊了很多关于斯凤香老人的生活和健康状况，看着老太太坐了这么久略显疲乏，我们送上慰问品后便向老人道别。老太太紧紧拉着我们的手，看得出她很是舍不得。如此好福气，令人羡慕的百岁老人，我们由衷地祝愿她再走过更多的岁月，有更多的儿孙在膝下承欢嬉戏。

潘奶孙

爱吃豆子的老人

文 / 钱烨，王晓鸣
采访时间 / 2015 年 10 月

人生名片

潘奶孙，女，1912 年 11 月出生。生活简单，吃穿从不讲究，爱吃豆子，家里常备草药。儿媳尽心照料，晚年也是惬意。

将满 103 周岁的潘奶孙老人住在温州文成县巨屿镇孔山村，一个风景很美的小村庄。车子沿着盘山公路蜿蜒着开了很久，下了车还得步行十几分钟到山腰。在路边看到三个老人在攀谈，背挺得笔直，其中一个老人还把腿架在约 40 厘米高的马路牙子上，丝毫不费力。

待我们路过，其中一位老人好奇地问起我们的来意，听说要去看潘奶孙老人之后，他说："知道，就住在上面一点，我也想活得那么长寿呢。"我们问他高寿，紧挨着他的老人笑着说："他今年 95 岁了，我 83 岁，他是 78 岁。"我们不禁感慨：70，80，90，他们看着完全就是"老小伙子"的模样，一点都不显老态。

上山的路有些狭小，走到一半处便看到行道下方的小溪里有好些附近人家放养的鸭子。村民们很热心，不时有人过来和我们聊上两句。终于到了目的地，一座红砖砌成的平房，有很大的水泥浇筑的晒场，屋里有些简陋，倒也足够宽敞。潘奶孙老人大概是听到了动静，被搀扶着走出来迎接，有些佝偻，身边的妇人给搬了个凳子放在门边，再扶老人坐稳。当地的陪同者介绍说，妇人是老人的大儿媳，大儿子多年前去世，她依旧留了下来，尽心照料婆婆。听我们称赞她是"中国好儿媳"时，她有些不好意思，说丈夫在时，婆婆和丈夫都待她不错，所以她替丈夫照顾婆婆也是应该的。

　　彼时，刚才在路边见过的两个老人——"90后"和"80后"也来到潘奶孙老人家，自称是来凑个热闹。大概是真的够热闹了，潘奶孙老人比刚坐下时精神了些，和大儿媳在耳边嘀咕了几句。大儿媳说："婆婆让我招呼你们都坐下，别净站着呢。早些年她身体还好的，这几年听力、视力大不如前了……"

　　听闻我们要给潘奶孙老人做体检，儿媳扶老人回屋内躺下。看到专家在一旁铺设开的检测仪器，老人显得有些紧张，缩着脚。在儿媳欲给她盖上被子时，我们发现，原来老人是裹过小脚的，是所谓的"三寸金莲"。看我们对她的小脚好奇，潘奶孙老人像是被转移

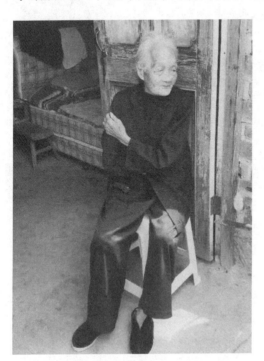

潘奶孙老人

了注意力，微微坐起身，让儿媳脱了袜子，给我们看她被裹至畸形的小脚，说起儿时被迫要裹小脚的往事，怎么反抗都没用，在长辈们眼里，裹了小脚才能嫁得好人家。末了她说："新时代真好，终于不用裹小脚了，孩子们都不用再遭罪了。"

潘奶孙的儿媳说，老人的生活很简单，吃穿从不讲究，总是有什么吃什么。自家种了好多豆子：四季豆、毛豆、豌豆、豇豆、芸豆、蚕豆……每个季节都吃不过来，老人也爱吃，基本每顿都有两三个以豆子为主的蔬菜。每周吃一两顿肉，但是吃得少，一天下来只能吃一两块。吃稀饭和白粥时尤其喜欢就着自家腌制的清炒雪里蕻菜，胃口好时能把汤汁一同倒到粥里吃个干净。

晒场旁边的堂屋地上、桌上放着几个竹匾，竹匾里有好些叫不上名字的草药，晒干了，一捆一捆地码放着。老人的儿媳说，总是习惯多备着些，有老人泡茶喝的，也有日用的。

小院子里，那两个"老小伙"和大家聊着天，90多岁那位老人直接把拐杖扔在一旁，双臂后靠在栏杆上，很是惬意："我们村子里有潘奶孙在，我们觉得也有了盼头，也会上百岁。"院子里的柚子树结了果，一个个青涩的柚子似有若无地飘着果香，潘奶孙老人抬头看看，自言自语地说："今年的柚子结得真好……"是啊，"柚"与"有"同音，在浙江许多地方，人们喜欢在庭前院后种上几颗柚子树，认为会带来吉祥和好运。每逢过年过节时，挑上几个金黄饱满的柚子，贴上大红的"喜"字或"福"字，会平添几分喜庆的气氛。

返程途中，我在想，潘奶孙老人的特别之处，就是爱吃豆子。《中国公民健康素养——基本知识与技能（2015年版）》提倡每天食用豆类及其制品。豆类含丰富的优质蛋白质、必需脂肪酸、B族维生素、维生素E和膳食纤维等营养素，且含有磷脂、低聚糖以及异黄酮、植物固醇等多种人体需要的植物化学物质。适当多吃大豆及其制品可增加优质蛋白质的摄入量，也可防止过多食用肉类带来的不利影响。建议每人每天摄入30~50克大豆或相当量的豆制品。

李唐菊

老有所养

文 / 钱烨，王晓鸣
采访时间 / 2016年4月

人生名片

李唐菊，女，1916年6月出生。出身于大户人家，爱整洁干净，会说时髦的词。因为舍不得离开老房子，晚年一个人居住，不过孙儿们每天都来送早饭，中饭、晚饭自己去村里的养老中心解决，衣食无忧，日子过得很舒心。

到达丽水缙云县湖川村时，车子停在偌大的篮球场上，地面干净得几乎看不到一丝垃圾，不远处有个老人倚靠在大门前望着我们和气地笑着。走上前去，看到门牌上赫然写着"缙云县壶镇镇湖川村居家养老服务照料中心"和"老年人协会"，正中是更为醒目的"湖川文化礼堂"，左右各是"弘扬传统文化""创建精神家园"，当下便想：湖川村必是一个有慈孝文化传统的村子。

果不其然，当我们在一所颇有些年头但收拾得整洁的老房子内见到百岁老人李唐菊时，进门处的"德高声远"百岁匾更为抢镜。老人说，这是她今年刚过完百岁寿诞时村干部亲自送到家里来的贺匾，她清扫房间时总不忘擦一擦。"虽然不识字，孩子们跟我说这是祝福我长寿的意思，看着就高兴。"李唐菊不怕生，看到我们到来，兴致很高。

老人的卧室陈设简单，从摆放的数口漆木大箱子和雕花床不难看出，以前该是大户人家。老人目前独居，晚辈几次劝老人搬去和他们住新房，她说老房子住了几十年，舍不得离开，于是孙儿们每天早早地做了早饭给老人端来。我们问她："中、晚餐如何解决？"老人说："村里有养老中心，离得也近，每天自己过去，在那里吃午饭，吃完看他们打打麻将、和他们聊聊天，顺便连晚饭一起吃了再回家。"

近年来，缙云的许多村都建立了居家养老服务照料中心，慈孝文化建设蔚然成风，湖山村便是典范之一。老人们可以住在家里，志愿者们结对上门嘘寒问暖，中心解决中、晚餐，也可以住在中心，全天候得到照料，这在很大程度上改善了老人"老无所居""老无所食"等问题。这里更像是老人们的一个家：在这里，老人们可以与外地的儿女们视频聊天；在这里，老人们可以围坐在一起聊天、打牌、看电视；在这里，老人们一日三餐都可以吃到免费的可口饭菜……

湖川村依靠制造"火炮"，早在1993年就成为丽水地区第一个"亿元村"，同年又被评为"全国模范

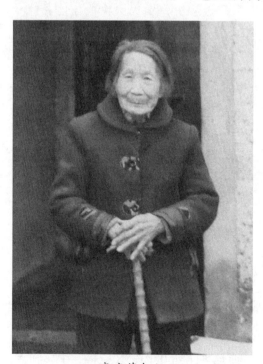

李唐菊老人

村委会"。作为全市首批小康示范村、全省首批文明村，村子富裕了，为敬老助老打下了扎实的经济基础。为实现"老有所依、老有所养"，切实保障老年人权益，湖川村成立了老年人协会，陆续为老人建立了三项基金：长寿奖励基金、老年困难慰问基金和老年人旅游基金，从物质与精神上保障老年人晚年生活的幸福。每年农历二月为所有年满60周岁的老人贺寿庆祝，发放鸡蛋、长寿面、蛋糕、纪念品等；每年4月，组织老人外出旅游；每年重阳节，向全体老人赠送慰问品、慰问金；每年春节，村干部上门对老人进行慰问……

李唐菊老人在一旁听着村干部、家人和我们的聊天，全程乐得合不拢嘴。我们问她："对自己现在的生活满不满意？"老人抿嘴笑着说："很好的，很爽。"我们问她怎么会说这么时髦的词，老人不好意思了："还不是跟我那三个孙子学的！"看着老人发自内心的笑，我们感慨万千：湖川村真是"八十尚年少，九十不称老，人生逾百岁，风光无限好"的宝地。

管子云："仓廪实而知礼节，衣食足而知荣辱。"挂在墙上的照片中，李唐菊老人坐在前排正中，抱着五世外孙，享受着天伦之乐，人生最大的幸福莫过于此。"之所以长寿，是因为老人们不愁吃穿，村里推崇敬老爱老的好风尚，老人们过得很舒心！"村党支部书记道出了湖川村成为"长寿村"的原因。

蒋菊仙

◦◦◦◦◦ ✿ ◦◦◦◦◦

一家之主

文 / 钱烨，王晓鸣
采访时间 / 2016 年 4 月

人生名片

蒋菊仙，女，1917 年 7 月出生。未曾生育，领养了一个女儿，过继来一个儿子。一直与儿子一家同住，如今五世同堂。

在丽水缙云县，随处可见年代久远的老房子——石头房、夯土墙等，东方镇前金村便是如此。走进前金村，沿路看到好几栋 20 世纪七八十年代风格的宿舍楼，再往里便是一整排独立的石头砌成的房子，走到一幢石砖基底泥坯墙面筑成的占地面积颇大的平房前，在门口撒欢玩耍的几个孩子冲进屋内大喊："太太奶奶，有客人来了！"

等我们一一进了宽敞的前堂，那位被唤作"太太奶奶"的蒋菊仙老人抬头望向我们，颇有威严。前堂最醒目的要数墙上一字排开的喜庆中堂画：正中一幅手捧仙桃的寿星像，旁侧依次排开三对祝寿对联，挂不下的被挪到了边墙上，清一色的中国红。还有一幅裱起来挂在墙上的 2016 年初全村人为寿星庆祝百岁寿诞的合影照片，很是醒目。

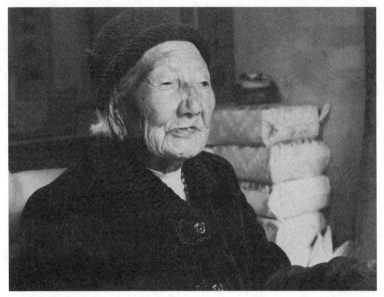
蒋菊仙老人

　　蒋菊仙老人的穿戴看似不经意，其实很讲究。绛紫色的绒夹袄内，一件出挑的米白色棉衣，夹袄下的天然珍珠项链隐约可见，和夹袄同色系的卷沿线帽更加衬出她的好气色。当我们问起老人平常喜欢做什么时，她努努嘴指向墙边垒得半人高的一叠竹席垫子。竹制品加工算得上缙云县的特色产业，以至于家家户户只要有人愿意接手，都可要来各种来料加工的活。蒋菊仙当着我们的面，利索地穿针引线，在晚辈的帮助下按照花色将竹片码好并一一串起，制成坐垫，令人称奇。"好玩、锻炼又赚钱。"老人轻松地说，她只是将其作为一种闲暇时的乐趣。

　　说起财政大权，老人眉开眼笑："我一直和儿子一家同住，五世同堂，热闹得很。不过钱嘛，我是要自己保管的……昨天让孙女陪我去银行打卡，发现卡里多了5000元钱，打听了才知道是政府给百岁老人的'奖金'。活到这把岁数了，还能按时领零花钱了……"蒋菊仙喜欢自己管钱，也同样喜欢自己管各种证件：身份证、医保卡及各个银行卡，统统整齐码入囊中自己保管。老人俨然是一家之主，绝对有权威。

屋子西南面第一间便是老人的卧室，10平方米不到的面积，靠墙处的老漆木床上摆放着一叠摞成方块状的干净衣物，床边一张一米多长的矮几上有一只包了浆的旧红木箱，箱子旁边是牛奶、日常用品。房间里的物品收拾得井然有序。

蒋菊仙老人未曾生育，领养过一个女儿，又过继来一个儿子，这并不妨碍一大家子人其乐融融地一起生活。在我们和老人说话时，老人70多岁的老儿子一直笑呵呵地在一旁看着，边听边点头。我们问他："你小时候妈妈会训你吗？"他忙摆摆手道："她脾气很好的，从不骂人。"母慈子孝，无论孙子、孙媳还是曾孙、邻居，一众人都喜欢跟这样一位耳聪目明、心态年轻的老太太相处，总能让她天天眉开眼笑的。

蒋菊仙老人和我们说笑间一个劲地把圆桌上的各种水果推到我们面前，见我们一个个客气着，佯装不高兴了："快吃！多吃水果才能和我一样长寿。"老寿星既然发话了，我们恭敬不如从命，赶紧乖乖领了水果。

跟老人告辞时，她在曾孙女和孙子、孙媳们的陪同下一路送到通往村口的路上，老人的儿子在旁边弓着背跟我们说着再见。走出十多米后回头再看这一家人，觉得蒋菊仙老人颇有家长的威仪，而她的家人在老人的庇护之下生活得很安然。

采访结束后，我一直在想，蒋老太太和过继的儿子、领养的女儿一大家子一起生活，母慈子孝，其乐融融，与她作为一家之主的身份是密切相关的。我们课题组调研结果显示：七成以上的百岁老人家庭和睦、子女孝顺和尊敬老人，六成以上的百岁老人与子女合居。国外也有心理学家研究表明：影响寿命长短最为重要的因素是人际关系。这里的人际关系是指生活中与合居者的关系。人是群居动物，老人自然不喜欢一个人孤独地生活，"有社交的人会更长寿"。

应菊卿

·····◦◦◦ ✿ ◦◦◦·····

老来俏

文／钱烨，王晓鸣
采访时间／2016年4月

人生名片

应菊卿，女，1916年10月出生。念过几年书，识字，会写毛笔字，擅长女红。丈夫过世后独居，子女轮流过来照顾起居。

《红楼梦》第四十四回里说道，刘姥姥在大观园与众人逗乐子，别人帮她戴了一头的花，她说了一句："今儿索性做个老风流！"刘姥姥这句话的效应不可低估，不少长寿老人的养生之道便是这"老来俏"。

丽水缙云县壶镇镇坑沿村的应菊卿老人，便是十足的"老来俏"。

1916年出生的应菊卿老人独居在坑沿村一个不足30平方米的房子里。丈夫在93岁时过世了，儿女们商议好，每五天由一个子女过来照料老人的生活起居，加上邻里很是和睦，时常串个门陪她聊聊家常，老人的生活并不寂寞。

我们到达时，应菊卿老人正和邻居说着话，看到我们进门，赶紧整了整衣衫，一旁的邻居解释说："应奶奶爱漂亮着呢，知道今天有人来看她，早就翻出过年时才穿的新衣服收拾好。她对搽脸的面霜也很讲究，都是用好的，有时甚至出门前还会涂点粉……"果不其然。蓝紫色中领线衫外，一件藏青色的竖领夹衫，最外面套一件蓝绿色横条底纹、紫红色大花图案的翻领外套，头上她自己编织的酒红色

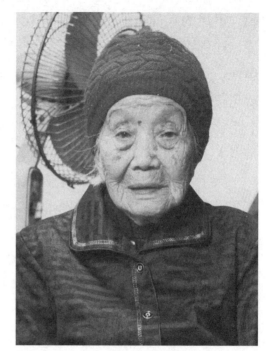

应菊卿老人

帽子花纹繁复，手腕上戴了一粗一细各一串翡翠手链和一只龙凤呈祥的老银镯子，手指上戴了一金一银两枚戒指。老人笑着说，这些首饰大部分是儿子和孙子、孙女送的，自己很喜欢。正说着，我们低头发现，原来老人的鞋子也是精心搭配的，很喜庆的红色鞋面的绣花鞋，两侧绣着祥云，中间有一枚京剧脸谱像，很别致。当我们赞叹漂亮时，她笑得很开怀。

大概爱美的人都有镜头感，每次给应菊卿老人拍照时，她都不会像大部分老人一般躲闪，而是很自然地随时跟着相机的镜头走，神情自然。当我们把相机里拍的照片一一翻给她看时，老人还会参与评论，"这个好看""这张后面的背景有点乱，收拾下，待会儿帮我重拍一张"……

应菊卿老人擅长女红，早些年都是自己一针一线做布鞋、做衣裳，头戴的帽子就是以前她自己手织的。老人信

佛，里屋的八仙桌上供奉着一尊观音，日日烧香礼拜。邻居说，连佛事上用的纸钱、元宝，都是老人亲自折好的，以示虔诚。还有一个"小秘密"，老人会抽烟，常喝酒，特别喜欢吃黄酒冲鸡蛋。我们见老人咳嗽，有点气喘，一问，说是老毛病了，她也不在意。我们嘱咐陪同的村干部，还是应该带老人去医院看病的。

除了手工活好，邻居说老人以前念过几年书，识字，尤其是毛笔字写得很好。我们连忙递给她笔记本和笔，老人倒也不推脱，大大方方地接过，一笔一画认真地开始写她的名字，且以繁体字书写。写到"卿"字时，老人并不太满意："年纪大了，手不太听使唤了，要是早前，写得肯定比这个好多了。"

从应菊卿老人家出来时，老人的街坊邻居及邻家一个很萌的小女孩和她一同出门相送。她们邻里之间虽然有年龄差距，可是相处依旧很和谐。在农村，也许对于像应菊卿这样的独居老人，能够得到乡里乡亲如家人般的呵护关照也是安享晚年、长生久视的原因之一吧。

应菊卿老人爱漂亮，涂脂抹粉，穿金戴银，脚穿绣花鞋，对着镜子装扮自己的美，欣赏自己的俏。爱美之心，人皆有之；爱美之心，老亦有之。这种"我并不老，我还美丽"的心态，确实有利于焕发青春，是心情愉悦、健康向上的"精神调节剂"。"老来俏"让老人更长寿！

于娇弟、池阿娇

勤劳坚守，爱美乐天

文 / 程志文，王晓鸣
采访时间 / 2016年11月

人生名片

于娇弟，女，1916年7月出生。由于年轻时裹脚，双足严重变形，不能下田干活，以做家务为主。改革开放初期，与丈夫一起钉板箱，后又辗转多业，赚钱养家。晚年家里经济条件改善，颐养天年。

据说，"中国长寿之乡"的评选有三个必达指标：百岁老人占总人口的比例、当地人口的平均预期寿命、80岁以上老年人口占总人口的比例。其他还涉及经济发展、居民收入、社会保障、生态环境等方面。早在2012年7月，中国老年学和老年医学学会就正式授予温州永嘉县"中国长寿之乡"称号，它也是浙江省首个获此殊荣的县（市）。

俗话说，一方水土养一方人，栖居之地，在乎山水，养生之道，源于自然。永嘉有三分之一的区域依偎着"最美的桃花源"楠溪江，人们千百年来过着耕读传家、聚族而居、子贤孙孝、邻里敦睦的生活，敬老之风兴盛。如今，政府出台了不同年龄段的高龄津贴政策，让老人老有所养。如此好山水、孝文化的熏染，对永嘉人健康长寿起到了很好的涵养作用。2017年《温州健康白皮书》相关数据显示：永嘉有93位百岁老人，我们调研了其中的64位。

本文所记录的两位百岁老人于娇弟和池阿娇便是永嘉众多百岁老人的缩影。

刚好百岁的于娇弟生活在永嘉瓯北镇经济较为发达的东方村。走进于娇弟老人的家，两座五层的楼房宽敞明亮。为了起居方便，老人住在一楼。老人一生养育了两儿两女，现与小儿子一家人生活在一起。我们围坐在老人的床边，与她闲话家常。

整洁爱美是于娇弟老人留给我们最深刻的印象。老人的家人说，她即使到了现在的年纪，依然非常爱美。每逢过年过节、亲朋幼辈的喜事，她都要好好梳妆一番，穿上新衣裳才去赴宴。平日里，老人也经常整理打扫房间，不忘装扮自己，百岁高龄的她依然清朗秀洁。我们坐在她的居室里，也没闻到什么气味。

老人一生勤劳。由于年轻时裹脚，双足严重变形，不能下田地干活，于是包揽了所有的家务，农忙时还要帮忙做晒谷之类不需下田的农活。改革开放初期，为了生计，与丈夫一起钉板箱（板箱是将木板用钢钉制成的箱子，大多用来装运阀门等产品），后又随丈夫辗转多业，努力赚钱养家，艰辛却从不喊苦。"生命在于运动""流水不腐，户枢不蠹"，确实，勤劳是包括于娇弟在内的很多老人长寿的重要秘诀。

老人的丈夫80多岁时去世后，老人也到了颐养天年的时候。家里的经济条件好起来了，子孙孝顺，于是，老人就喝喝茶、听听戏，每逢初一、十五去庙里点点香烛，祈求全家人的平安和顺就是目前最大的生活乐趣。

采访到最后，我们提出想要与老人合影，老人欣然起身，坐到椅子上，把衣服扣子扣得整整齐齐，并对着镜子一遍遍将头发梳理整齐，口中不断地说着"老了，难看，不要见笑"之类的话语。殊不知，爱美的老太太在小辈们的心里永远都那么美！随行的同道为我们留下了这温馨难忘的画面。

人生名片

池阿娇，女，1915年7月出生。她育有三儿一女，40多岁时丈夫不幸意外亡故，她便撑起了这个家。2015年不慎摔跤，因骨盆骨折而卧床，由家人轮流照顾。

第二位百岁老人池阿娇住在白水村的邻村马峁村。在村民的指引下，我们很快找到了老人的家。进入小院子，三间低矮的老房子首先映入眼帘。村子里像这样老旧的房子已经很少了，可见池阿娇老人的家庭经济条件并不好。

我们穿过老房子的中间（按照当地习俗，老房子的中间是不当住室的），在略显阴暗的西正间，我们见到了卧床的池阿娇老人。老人虽然经济上不富足，但一向自得其乐，不往外求。平日里吃着粗茶淡饭，穿着朴素衣裳，仍能笑容常驻。看到我们送上的寓意"大吉大利"的柑橘和香梨，她先是执意不受，我们解释后，还再三说："实在不好意思，让你们破费了。"

池阿娇老人出生于1915年的夏月，40多岁时丈夫就不幸因意外亡故，她度过了近60年的孀居生活。流淌在血脉中的勤劳与坚守，让她用自己并不宽厚的肩膀努力支撑起了这个家。如今三儿一女早已成家立业，有了自己的子孙辈，而百岁高龄的她，依旧耳聪目明，虽卧病在床，但总是面带笑容。我们从老人的目光里看到了自信、坚毅和乐观的光芒。

在交谈中，我们得知老人去年不慎摔了一跤，造成骨盆骨折，此后便一直躺在床上。由于家庭经济条件不好，没有雇佣保姆，老人便一直由家人轮流照料。老人的子女说，老人原本可以下床走走，意外骨折后，到外面活动便成了奢望，但老人从未因此抱怨或者郁郁寡欢。

信奉佛教的池阿娇老人是位实足的"乐天派"。《佛遗教经》有示："不知足者，虽富而贫；知足之人，虽贫而富。"知足常乐是老人一生的信条，尽管历经磨难、生活艰辛，但她一直保持乐观和坚强。

于娇弟和池阿娇两位老人，早年生活艰辛，勤于劳作，虽然晚年生活条件有所差异，但是一位爱美丽，一位是乐天派，不抱怨不羡慕，安于现状，和于环境，气从以顺，精神状态与实际生活状态相吻合。《黄帝内经》中有一段非常精辟的论述："是以志闲而少欲，心安而不惧，形劳而不倦，气从以顺，各从其欲，皆得所愿。故美其食，任其服，乐其俗，高下不相慕，其民故曰朴。"意思是，只要心志安闲，少有欲望，心情安定，没有恐惧，形体劳作而不疲倦，真气调达和顺，每个人都很容易达到自己的愿望。不管吃什么都觉得美味，不管穿什么、在什么环境下生活都感到快乐，无论社会地位高低都不羡慕。这难道不是长寿的秘诀吗？

张宝隆

·∘○○◌ ❀ ◌○○∘·

老伴如影总相随

文／钱烨

采访时间／2017年2月

人生名片

张宝隆，男，1917年12月出生。祖辈四代务农，居住在海拔较高的山上，2010年由政府统一盖房，方得搬迁下山。晚年还会自己种些蔬菜，自给自足。老伴刘燕菊也98岁了，他被老伴照顾得很好。

健康和长寿，是人类永恒的追求。当岁月在一个人身上沉淀了百年，年龄便会升华成生命的奇迹。尤其是这几年走访了百岁老人，让我们更加明白，虽然也有一些百岁老人患有高血压、白内障、听力下降等老年性疾病，有的老人甚至几乎从不吃药，听之任之，却依旧生活得逍遥自在。问其子女老人的"长寿法宝"，最常听到的答案就是——心态好。加之敬老爱老孝为先、祖孙同堂的传统习俗，也为老人们创造了良好的人文环境和情感归宿。

当我们来到位于丽水景宁畲族自治县外舍乡岭北村的百岁老人张宝隆家里时，他正坐在一张大圆桌旁吃早饭，两三个小菜、一个对半切开的红心咸鸭蛋、一盘笋，就着一海碗稀饭。旁边站着一位老太太，拿着一双筷子，时不时夹菜放入张宝隆老人的碗里，偶尔低头和他说着什么。

陪同我们来访的当地领导说，张宝隆老人出生于1917年，今年正好100周岁。难能可贵的是，老伴刘燕菊也98岁了，一对"钻石婚"的老夫妻即将双双走向百岁高寿。相较于张宝隆老人的寡言，老太太显得活泼很多，一边继续"监督"老伴吃完最后一口稀饭，一边"指点江山"地让一众家人招呼我们。源于旧时候"女人不上桌"的习俗，张宝隆的老伴刘燕菊从嫁过来之日起就养成了习惯，一日三餐常伴张宝隆左右，照顾他吃完饭，自己才开饭。虽说以今天的观念来看，实属"男尊女卑"的陋习，但对于这一对老夫妻，80年如一日，早已如呼吸般自然，毋庸置疑。

看得出，这是个很热闹的大家庭：两位老人、孙子、孙媳、曾孙女夫妇，外加一个一岁多的玄孙女，真正的五世同堂。老人的孙子说，他们原来住在山上，海拔较高，空气更好，后来因为拆迁，当地政府选了地方，集体盖房后，才在2010年搬下山。原先还担心老人住不习惯，毕竟在山里住了将近一辈子，好在街坊邻里仍是旧相识，串门也方便，老人随"大部队"住下后，适应得很快。前几年张宝隆老人还会自己下地种些菜，自给自足，近两年身体不如从前了，基本只在家里静养，天气好时会和邻居们说些家常。

老人及祖辈四代都务农，年轻时就过着早睡早起、日出而作、日落而息的生活。同住的曾孙女说，老人以前顿顿吃米饭，近两年的主食基本是稀饭。从没得过大病，生活基本还能自理。但是老太太管得严，老人也乐于听老伴的"管教"，小孩子一般，不好好吃饭被训了，也只得乖乖就范。张宝隆老人的孙子补充说，老人的头脑还是挺清晰的，偶尔出门还会自己坐公交车。村里对长寿老人也很是照顾，乡镇卫生院会定期来给老人做健康体检、建立档案，村里又给90周岁以上的老人每月220元的生活补助，如果到了100周岁，每月生活补助会增至500元，还有一次性奖励金5000元。平时吃的蔬菜都是自己家里种的，从不花钱，一周吃两三次荤食，就去菜场买，生活费对老人来说也够了，晚辈们并没什么经济压力。

张宝隆老人的卧室紧邻厨房，约10平方米大小，简单的水泥地、白墙，屋内陈设也简单：一张有年头的木架床、一个简易的拉链式衣柜、一张方桌、一个旧的皮革沙发以及入口处的一个鞋架，鞋架边摆着一张漆掉得早已看不出本色的雕花官帽椅。老人的家人说，老人睡的床、官帽椅以及放在厨房的一个橱柜是老太太当年的嫁妆，也是古董了。

如今，家里人丁兴旺，儿孙满堂，子女孝顺，是这对老夫妻最大的欣慰。张宝隆老人虽然已经100岁了，记性却并不差，逢年过节时，全国各地的晚辈赶回来团聚，老人依旧叫得出每个晚辈的名字。老人最大的女儿已有80多岁，在身边天天见着的玄孙女才一岁多。每天吃完饭，老人总喜欢坐在沙发上抱着玄孙女逗逗乐子。可即使这样的时刻，老伴也是不离左右，一会儿给倒个水，一会儿又嗔怪张宝隆老人邋遢，拿纸巾给他擦拭干净，把他当孩子来照顾。

当我们问及老人的家人，老人有无特别的习惯时，他们告知，老人基本不挑食，只是现在偏好吃软烂些的食物，易嚼又易消化。老人从18岁开始抽烟，一直抽到93岁。19岁开始喝酒，无论米酒、自家酿的景宁人常喝的红曲酒，他都喝，不过这几年为他身体考虑，老伴不让喝了。

想来，是否长寿和饮食并无直接关联。山好水好空气好固然重要，生活习惯节制有序也不假，但像张宝隆这样几十年里烟酒皆俱的百岁老人也并不少见。如果说张宝隆老人有何养生之道，通俗地概括，即是"人不是病死的，也不是老死的，而是气死的"。心态好，万事看淡，在好山好水的环境里简单吃喝，到点睡觉，每天听晚辈们聊些琐事自得其乐，听老伴的唠叨也变得其乐无穷。

吴让周

❀

管住嘴，迈开腿，好心态

文 / 吴峥

采访时间 / 2017 年 8 月

人生名片

吴让周，男，1913 年 9 月出生。毕业于上海纺织学院，1930 年在上海永和纱厂谋生；抗战前夕曾在国民党政府工作过；后到东阳第二中学当历史老师；1956 年后去企业做过会计；之后又到妹夫的纺织品公司做营业员，直到退休。退休后担任过东阳老年协会秘书长。

在金华东阳市吴宁街道的闹市区旁，有一条水泥小道，沿着小道入内再转过两个弯，可看见一处寂静的院落，这便是我们要拜访的 104 岁的吴让周老人的家。不远处的弄堂口有几个人早早地在那等候，他们是老人的子女。在他们的带领下，我们穿过院子，径直来到吴让周老人的卧室。正躺在床上休息的他，看见客人们来了，便起身到一旁的椅子上正襟危坐。老人穿着深蓝色的唐装，看起来很有精气神。环顾卧室一周，四壁挂满了大字卷轴、各种照片，还有一套笔挺的西装。子女们告诉我们，父亲喜欢那些颜色艳丽的、中国传统风格的服装。房间虽然不大，但是每个角落都体现出老

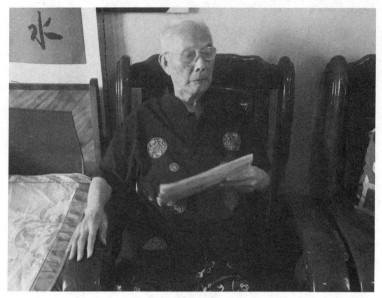

吴让周老人

人的个性和喜好。

　　孩子们对父亲说："省里的专家来看望您了。"老人激动地大声说道："感谢你们百忙之中过来看我，我很高兴……祝愿你们工作一帆风顺，越来越好！"这可把我们所有人都逗乐了。看着老人说话还这么流利，我们都想亲耳聆听老人这漫漫百年的人生经历，他便娓娓道来："上世纪30年代，我毕业于上海纺织学院。1930年，我投奔了上海表哥的永和纱厂工作谋生。到了抗战前夕，我还在国民党政府工作过一段时间。后来，我回到了自己的家乡东阳，在东阳第二中学当了几年的历史老师。1956年，公私合营后，我去企业做过会计，之后又到了妹夫的纺织品百货公司当过营业员，直到退休。"

　　在那段峥嵘岁月里，老人为了养育六个子女，从事过不少职业，也吃了很多苦，孩子们都看在眼里，疼在心上。现在孩子们都长大了，对父亲照顾有加，子女常伴左右。问起老人平日里有什么好的生活习惯，女婿告诉我们，老人的日常生活极其有规律。另外还总结了老人的三条长寿秘诀：一是饮食节制。老人一日三餐定时定量，尽可能地多吃蔬菜，碰到喜欢吃的肉食，也最多夹一两筷子，绝不贪嘴。二是时常运动。老人每天早上起床后要出门运动一下，散散步，坐在室内也时不时地做一些自创的保健操，搓搓手、拍拍腿。三是不动怒。孩子们都说父亲从来不和人红脸，遇到什么不开心的事情，总是可以自我调节，所以和街坊邻居的关系一直都很好。站在一旁聆听的我们都颇受启发，虽然总结起来就是"管住嘴，迈开腿，好心态"三条简单到几乎每个人都能挂在嘴边的道理，真正做到的人又有多少呢？而现在，百岁老人吴让周用自己的实际行动证明了。

　　提到墙上那幅老年协会赠送的画，孩子们说父亲担任了好多年的东阳老年协会秘书长，这幅画正是协会赠送给他的。而说起吴让周老人的爱好，女儿告诉我们，父亲每天都要看报，他喜欢阅读《民族医学报》，并从中获取养生保健的知识，同时还订阅了《环球时报》，及时关心时事政治。平日里老人有时还会写写硬笔书法，现在正在撰写自己的回忆录呢！儿子说："虽然父亲年岁过百，思路却清晰得很，自己的东西放在哪里一清二楚，银行卡和存款都自己管理，每次的利息都算得分毫不差。"是啊，长寿虽可贵，但生命的意义不单单是依靠年岁来体现的，不管是什么年龄，都应该活出真我，这样的人生无论长短都值得被纪念。

　　吴让周老人简单地回顾了自己的一辈子，说了很多话。这位经历了太多风雨的老人，在暮年开始着手为自己书写一生的回忆。我们真心祝愿他可以完成自己的理想，为晚年生活增添更绚丽的色彩。

周金莲

❀

忘却了年龄的百岁老人

文 / 王晓鸣

采访时间 / 2014年10月，2017年7月

人生名片

周金莲，女，1906年6月出生。从小跟着亲戚习医，用草药给村里的孩子们看病，是"乡村草药医"。百岁以后，因为跌倒，曾两次手术，都恢复得很好，目前在三个儿子家轮流居住。

我们曾两次拜访丽水庆元县的百岁老人周金莲。

第一次是在2014年秋天的一个下午，那年她已经108周岁了。当时给我留下的最深刻印象是，老人眉目清秀，皮肤白皙，围着一条我们送给她的天蓝粉花丝巾，看起来像是70来岁。我和她的年龄正好相差一甲子，都不敢和她一起拍照，怕显老。

老人举止灵便，亲自起身给我们泡茶，手提水壶不偏不倚，举重若轻，边泡茶边招呼我们落座。老人泡茶时特地往杯子里放入几块冰糖，经了解才知道，这乃是当地"上客"的待遇。100多年的人生跌宕，她吃过不少苦，而冰糖在她经历的那个年代里，可算是珍品，以冰糖茶水招待客人，

是老人待客的高规格礼节。

她将珍品待客，也从侧面看出了老人的"分享心态"。好东西留待贵客，那么自己呢？老人会时常泡一种当地的草药作茶水。从老人杯中拿起浸泡过的草药，分辨不出是什么，老人说的是庆元土话，也听不清是什么草药。我尝了尝，除了有点苦味，没有什么特别的味道。

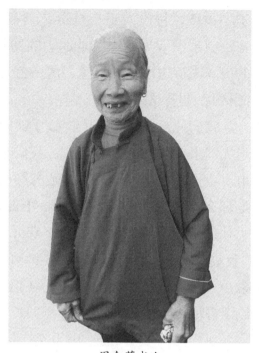

周金莲老人

老人说着话，小儿子在一旁翻译老人的乡土话："来，喝杯水。"老人热情之至，将一杯杯水分别递给每一位来客。在老人儿子的转述中，我们了解到，老人的长寿或与她知晓草药的特性相关。

"从小，我就跟着亲戚习医，常常采草药给村里的孩子们看病。"周金莲老人有着"乡村草药医"的背景，这令她自己的生活也多了一份健康的保障。据她说，当她上火的时候，她便会去采集一种草的叶子，将其泡茶喝，用以清热去火，效果显著。

过了三年，周金莲老人已经111周岁了，她还是那么硬朗吗？趁着公事出差到庆元，我们萌发了再一次去探望老人的念头。一打听，老人已经离开县城，搬到乡下去住了。

从县城出发，驱车约40分钟，便抵达翁山村。翁山村位于半山腰，村民们正在打造"美丽乡村"，"江南避霾翁山寨，山水民宿沐春风"是他们的愿景。在大伙儿的努力下，翁山寨民宿建设初见端倪，清一色的土墙瓦顶，镶嵌在青山绿林中，显得格外协调。

我们一行人的到来，打破了翁山村原本的宁静，周金莲老人闻讯笑嘻嘻地迎了出来。我们又给她带来一条新的花丝巾。我仔细地打量了一番，她的腰板还是那么笔挺，步态还是那么稳健，比原来更爱笑，更健谈了，虽然听不懂她在说什么，但看得出她很开心。庆元县中医院的同行翻译说："我过几天就300岁了，我要活到500岁，到时请你们喝酒……"一位已经忘却了自己的年龄，没有烦恼的老人，可以活得更长寿。

我们问："老人还上山采草药泡茶喝吗？"老人回答说，近几年，她年龄大了，儿子们不再让她上山采药了。她说的是当地的土话，也不知这味草药的学名叫什么，感觉有点遗憾。俗话说"靠山吃山"，正是这些山里的本土草药，保障了她的健康，这也可以说是周金莲老人的长寿秘方。

周金莲老人在三年前因跌倒导致左侧股骨颈骨折，在庆元县中医院做了股骨头置换手术。今年，老人又跌倒了，诊断为左胫骨平台骨折、左腓骨头骨折，在庆元县人民医院做了骨折切复内固定合人工骨植骨手术。我们查看了她的住院病历和X线片，不但骨折愈合好，各项常规入院化验检查均未见明显异常，真是神奇。

周金莲的小儿子和我们说："母亲年龄大了，不能像三年前一样自己住了，就在三个儿子家轮流住。她胃口很好，和我们一样地吃，什么玉米呀、肉骨头呀、粽子呀都要吃。近几年，睡眠时间短了，有时半夜起来坐着，黑灯瞎火的我们都吓一跳，但她的精神很好。两次骨折后我们也不让她自己出去了，她很愿意有人过来叨扰、聊天。"

周金莲小儿子的家，是一栋依山形而建的砖木结构三层楼房，尚未完全竣工。我们建议他把房子建成以百岁老人为主题的民宿，很有意义。从二楼平台远眺，满目郁郁葱葱；沿石阶而上，枣树、桃树果实累累。老人的卧室就在二楼，屋内的旧式衣柜、木箱很是醒目，它已经跟随老人多年，蕴藏了许多的回忆，用着也顺手。

客厅在一楼，老人的小儿媳早早泡好了茶水，招呼着我们下楼去喝茶。我嘬了一口，没有放糖?！如今，大家都不敢吃糖了，待客的礼节也改变了。我想，如果今天还是周金莲老人给我们泡茶，她的礼遇一定不会改变。

我一边喝着茶，一边四处打量着：一楼的院子打理得很是现代，天鹅绒般的草地中铺着石块，几只壮硕的公鸡在优哉踱步，院子连着一幢民宿……周金莲老人在这样的恬淡环境里生活，在儿孙的陪伴下，尽享天伦之乐。

在我们告别老人的时候，老人在门边与我们挥手告别。忽然觉得老人的一生虽然平凡，但也辉煌，她把一个多世纪抛在身后，依然恬淡地生活在这片安宁的土地上。

姜碎凤

◦◦◦◦ ✿ ◦◦◦◦

自采草药保健康

文 / 钱烨，王晓鸣

采访时间 / 2015年6月

人生名片

姜碎凤，女，1907年7月出生。她的父亲是土郎中，她从小在中药铺中长大，略懂草药。目前独自居住，生活基本自理。

此次瑞安寻访之旅启程的前一天，下了一整天的雨，空气中都是湿漉漉的气息。夏季在这样的天气中驱车前往乡间，让人觉得清爽了许多。

在温州瑞安市马屿镇梅德村，我们如约见到了将满108周岁的姜碎凤老人。到达时，她和家人已经在门口迎候了许久。老人端坐在屋前的竹椅上，穿着靛蓝布的斜襟盘扣罩衫，因为下雨，脚上穿着一双擦得一尘不染的黑色雨鞋。老人话语不多，只是一一端详着我们这一行陌生来客，偶尔淡淡地笑，她向我们表达的热情和欢迎自然平实。

尽管岁月在老人的脸上刻下了深深的印迹，但她的精神状态尚佳，身体还算硬朗。17岁从陶山嫁到马屿的姜碎凤老人，经历过丈夫患病去世、独自抚养五个子女长大成人的艰苦岁月。现在孩子都成家了，儿孙满堂，尤其是逢年过节时，一大家子聚在一起吃饭、聊天，姜碎凤老人感到很幸福。老人的小孙子吴显明告诉我们，奶奶操劳了一辈子，到现在也是闲不住，前几年还经常上山采药，没事时也会自己走去田里摘点自家种的蔬菜。因为去年不小心摔了一

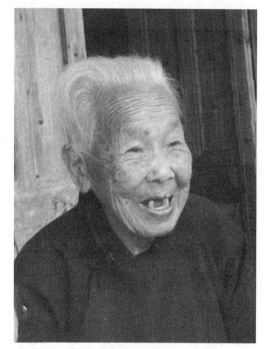

姜碎凤老人

跤，家人不放心，再三劝阻，老人这两年才不再单独外出。吴显明说，今年自己女儿的孩子也出生了，大家庭已经是五世同堂了。

如今，姜碎凤老人仍然独居在小孙子家后院的一间小屋子里，生活基本能够自理，烧菜、做饭、洗衣……根本不用晚辈帮忙。在家人的带领下，我们见到了老人日常起居的小屋。房子很简易，后院空地上养着几只肥硕的母鸡。床铺上摆着一支手电筒，家人介绍说，就怕老人晚上起夜时摔跤，特意放在这的。床边有一张木桌，用罩子罩着老人吃过的饭菜。进门处是一方土灶台，老人平日里就是在这做饭的。这样一间简单但一应俱全的小屋，几乎包含了老人一整天的生活。

当我们好奇地问起老人有什么长寿秘诀的时候，姜碎凤老人的孙媳笑笑说："应该也没什么特别的，可能因为奶奶

的父亲以前是土郎中，开有中药铺，奶奶自然也懂些中草药。她很少生病，几乎没进过医院，即使有点什么不舒服，她也只是到田间自己采些草药泡水喝，平时也喜欢用草药泡茶喝。"于是我们猜测，姜碎凤老人的长寿或许与她知晓草药的特性有着或多或少的联系。

"一方水土养一方人"，山上取之不尽、用之不竭的草药，不仅能防病治病，也许还和长寿有着难以分割的关系呢。我们在课题调研过程中，发现有好几位百岁老人凭借着略懂草药知识，有个头疼脑热的，上山对症采药治疗，很少上医院，也会根据自己的体质或当地的习俗，上山采药泡茶喝，大多为凉茶，尤其是在温州和丽水地区。

流行于丽水松阳县的一种以中草药为原材料的传统茶饮"端午茶"，被誉为"百病茶""百家茶"，民间有"喝了端午茶，百病都走远"的说法，如今有企业开发成产品，推向市场。还有绞股蓝，又称"不老长寿药草"，因为其本身兼具茶、药功效，民间广为应用，现代研究已证实它有很好的保健功效，是血管的"清道夫"。再有药食同源的鱼腥草，经日本学者研究含有黄酮成分，日本人把它称为"仙药"，煮成茶饮用。还有一种叫"明日叶"的草药，传说是秦始皇命徐福率三千童男童女寻找到的长生不老的草药，故民间称为"长寿草"，近年来已被开发成绿色健康、长寿保健的农作物，其嫩茎叶可作为蔬菜食用，全草可供药用。可不要小看山上那些名不见经传的草药，在回归绿色自然的大趋势下，它们日渐引起人们的关注，为人类的健康长寿服务。

姜碎凤老人从小在中药铺中长大，耳濡目染，能从野花野草中甄别出适合自己的草药，正如她孙媳所说的"采些草药泡水喝"，这也许是她长寿的独到之处吧。

当我们即将告别时，我俯身握了握老人的手，没想到姜碎凤老人抬头看看我，伸出另一只手，双手很用力地反握住我。老人的嘴里喃喃地说着方言，我并没听懂，但是那一刻，心里有点涩涩的。这样的百岁老人，阅尽世间一切沧桑，此刻又让人如此平静安和。

吴椤英

꧁ ⚬⚬⚬⚬⚬ ❀ ⚬⚬⚬⚬⚬ ꧂

老吾老以及人之老

文 / 王晓鸣
采访时间 / 2014 年 10 月

人生名片

吴椤英，女，1906 年 12 月出生。2009 年中风后半身不遂，在政府的关心和养子、儿媳的悉心照顾下，颐养天年。

我们驱车前往丽水庆元县荷地镇黄沙村。道路曲折蜿蜒，在山中起伏前行。在黄沙村这个偏远的村落中，竟然住着一位 108 岁高龄的老人，她叫吴椤英。

黄沙村群山环绕，绿树掩映，山上的茂林修竹一直绿到天际，共长天一色。这里民风淳朴，夜不闭户。在村中的路上，母鸡与黄狗安然地晃荡着，车开过时不是鸡飞狗跳，而是不紧不慢地躲到了路边。

在吴椤英家中，老人倚靠着床沿，见到有客前来，掏出一把梳子，默默地梳起了满头银发，安静且一丝不苟的模样就像老人历经百年的心态。世间事已经很难在她心里泛起涟漪了，除了她唯一的遗憾。她的遗憾就是："明明前几年身体都是好好的，生活也能自理，还能帮助家里料理菜园子，但五年前的一次中风，让身体半边不利索了。"

中风的打击来得很是突然，老人躺在床上，感觉非常寂寞。有一次，外孙女推着她坐轮椅到外面散步，她不禁高兴地落下了眼泪。老人领养的儿子今年48岁，对老人悉心照料，是村里出了名的孝子。老人在政府的关心下，每个月都会领到关怀津贴。虽然老人如今只能躺在床上，但依然有着一颗坚强而平和的心。

常言道："靠山吃山，靠水吃水。"丽水是典型的"九山半水半分田"的山水之城。湿润的气候、充足的阳光、肥沃的土壤、优质的水源、茂密的森林……得天独厚的生态环境，使得老人在这块绿色养生福地里，安享着大自然恩赐的福分，吃着土生土长的绿色食品，乐享儿孙的敬爱孝顺，延年益寿。的确，富含负氧离子的好空气是丽水最具优势的"长寿基因"，是可以让人"深呼吸"的地方，难怪有人说："丽水走一走，活到九十九。"

前几年，丽水市中医院的41名志愿者曾走访了丽水地区8个县（市）的98名百岁老人，在给他们建立健康档案的同时，也归纳出了一些"长寿经"：心情舒畅脾气安好，不嗜烟酒饮食合理，适量锻炼规律生活，遵从医嘱有病早治。这四条也是吴椤英老人的"长寿经"。

离别黄沙村的时候，吴椤英儿媳给我们一包炒好的南瓜子，让我们在路上吃。一捧南瓜子，道尽山里人好客的热情。在路上，望着窗外连天的碧绿，嗑着喷香的南瓜子，一种乡土的心绪弥漫在车中，我们也希望吴椤英老人过得更开心快乐。

吴椤英老人虽然中风了，但在政府的关心和养子、儿媳的悉心照顾下，颐养天年。我的脑海中泛起什么是"寿"的想法。《辞海》中的诠释为"久命也"，也就是说活得长久。

1989年，我国政府决定将本来就蕴含着敬老内涵的重阳节定为中国敬老节（老人节），使这一传统佳节又增添了新的内涵。2012年12月修订、2013年7月1日起施行的《老年人权益保障法》第十二条规定"每年农历九月初九为老年节"，第十八条明确"家庭成员应当关心老年人的精神需求，不得忽视、冷落老年人"。"老吾老以及人之老"，从赡养孝敬自己的长辈开始，把爱心推及与自己没有亲缘关系的老人，使尊老、敬老、爱老这一中华民族传统美德代代相传。

我们走访过吴椤英老人后，对中国寿文化的理解无疑更加深刻了。

翁云英

有着“寿脉”的百岁老人

文 / 王晓鸣

采访时间 / 2017年5月

人生名片

翁云英，女，1914年4月出生。目前生活基本可以自理，起居饮食规律，喜欢喝牛奶。她的脉象很好，尺脉“深且长”，是平脉中最为吉祥的“寿脉”。她和大儿子住在一起，五世同堂，生活幸福。

初夏的一天上午，蓝天白云，阳光晒在皮肤上，感觉火辣辣的。在兰溪市中医院志愿者的陪同下，我们走访了兰溪市的百岁老人翁云英。

翁云英老人是金华兰溪市灵洞乡八石溪村人。村口的一株石榴树正是花开季节，象征着人们所希望的多福多寿、子孙满堂、兴盛红火的幸福生活，惹人喜爱。我顾不得骄阳，驻足拍了几张石榴花的照片，也讨个喜。

翁云英老人出生于1914年4月，如今已经五世同堂了，和大儿子住在一起。老人说：“儿媳很孝顺，照顾得很好，所以我能长寿。”前两年儿媳因病去世了，年届84岁的儿子学着做饭，照顾老人，同村的孙女也时不时过来帮忙。我打开桌上的菜罩，看了看老人儿子烧的午饭，有煮千张丝、霉干菜烧肉、炒菠菜、米饭，"烧得很不错呀！"听到表扬，老人的儿子不好意思地说："烧得不好，以前都不烧的，现在慢慢地学。"孙女听闻我们来了，也赶了过来，和我们聊起老人："奶奶的生活基本可以自理，爸爸烧饭，我常过来洗洗衣服，搞搞卫生。"当我们又问起"为什么会长寿"之类的老话题时，孙女说："我妈妈照顾得好。""老人在生活上有什么特别之处？""没有什么。她一般只吃早饭和午饭，喜欢吃肉和蔬菜，下午四五点钟喝牛奶、吃点心，晚上六七点钟睡觉，早上五点钟起床，中午也要睡一会儿。"

翁云英老人是我们调研过程中遇到的为数不多的喜欢喝牛奶的百岁老人。据说她每天要喝2~3瓶牛奶，但不是一口气喝完的，像喝开水一样，时不时喝一口。老人原有高血压病史，最近10年血压反而正常了，也不吃药了。

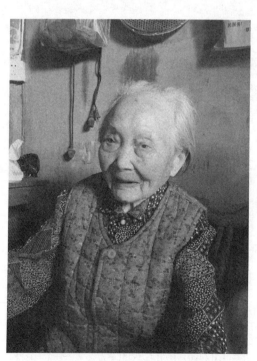

翁云英老人

客厅墙面的上方，悬挂着一个镜框，里面的照片看上去年代很久了，因为位置很高，没办法仔细辨认。当我们抬着头看照片时，同行者有人眼尖，发现屋檐下有燕子筑的巢，这在风水上可是吉的象征，代表此屋的环境适宜生存，运势不错，才能吸引对"家"十分挑剔的燕子来筑巢。所以，翁云英母子两人很愿意与燕子同屋，还把燕巢保护起来。

我们给翁云英老人搭脉，搭完后，老人就马上追问："怎么样？"看来她很关心自己的健康。翁云英老人的脉象是古代医籍所描述的尺脉"深且长"，是平脉中最为吉祥的"寿脉"。当我们告诉她"脉象很好"时，她像孩子一样，笑得很舒心。

脉学是中医诊断学的重要内容。"寿脉"是指长寿的脉象，是平脉中最为吉祥者。浙江省中医药研究院盛增秀名中医曾对"寿脉"进行了研究，并撰文《寿脉名论评议》。"深且长"是寿脉的主要征象。所谓"深"，《世医得效方》"至骨不绝"是对"深"的具体描述。按脉与脏腑的配属，尺脉属肾，肾藏精，为先天之根。"尺脉长"表明其人肾精充盈，元气充沛，乃"根深蒂固"之佳象，先天禀赋厚实之明征。

据悉，兰溪市共有八位百岁老人，兰溪市中医院的志愿者们都走访过了，并进行了细致的调研。在这些百岁老人中，年龄最大的107岁，最小的101岁，从他们身上可以归纳出一些共同点：一是全都是女性；二是性格豁达，其中有好几位老人因丈夫过世改嫁，在家中俨然仍是"女主人"；三是子孙孝顺，家庭和睦；四是体质好，多为平和体质，平时患病较少，基本未曾上过医院。

兰溪市中医院通过百岁老人调研，总结道："基因对一个人寿命长短的影响，我们无力改变，但后天的生活方式及养生的作用功不可没。起居有常，食饮有节，不妄作劳，心平气和，借鉴百岁老人们的长寿经验，我们也能活出自己的百岁人生！"

戴　光

❁

家国情怀

文 / 樊多多

采访时间 / 2021年3月

人生名片

　　戴光，男，1921年7月出生。16岁时考上山东省济南一中；1939年4月加入中国共产党；1949年任南下干部中队党支部书记；中华人民共和国成立后，先后担任东阳县第一任县委书记，金华地委秘书长、副书记，温州地委第二书记、地区革委会主任，杭州大学党委书记，浙江教育学院党委书记兼院长，冶金部经济专科学校党委书记兼校长，第五届、第六届浙江省政协常委、提案委员会主任；离休后享受正省级待遇。

　　余秋雨曾经说："什么样的人谈人生才合适？想来想去，应该是老人，一生大节无亏，受人尊敬。"在浙江省立同德医院拜访百岁老人戴光，让我对这句话有了更深刻的感触。

　　戴光老人1921年出生，山东泰安新泰县人，1949年带领干部南下入浙之后便久居南方，杭州可算是老人的第二故乡。在医院里，我们听老人小女儿戴燕敏讲述了他的往事与经历，生动而精彩。越过过往，再看如今，虽已经入院多年，满头银发，但精神矍铄，眼神笃定，目光里诉说着世纪人生。

·····与党同龄，心系家国·····

戴光老人今年100周岁，与中国共产党同龄的他，也是拥有82年党龄的老党员。16岁的时候，戴光考上了山东省济南一中，这是当时山东最好的中学。不料刚读完一年书，"七七事变"发生了。彼时，中国大批知识分子、青年志士共同参加到抗日斗争中去，戴光就是其中一员。1939年4月，年仅18岁的戴光加入了中国共产党，成为村里的第一批党员。抗日战争时期，戴光带领同志们一同宣传抗日思想、革命思想，发展地下党员，依靠和发动群众，组织当地民兵坚持劳武结合，又经常深入敌占区，破袭铁路，瓦解伪军，打击日寇，建立政权。那个时候，日寇一度视戴光所在的革命根据地为眼中钉。

1949年解放战争之后，戴光担任南下干部中队党支部书记，率领新泰县近百名干部，随军渡过长江，接管新解放区，支援新区建设。先后

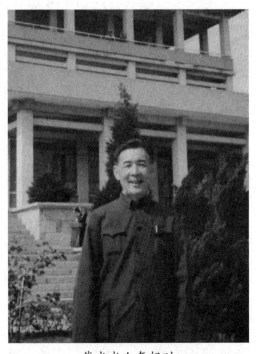

戴光老人年轻时

担任东阳县第一任县委书记，金华地委秘书长、副书记，温州地委第二书记、地区革委会主任，杭州大学党委书记，浙江教育学院党委书记兼院长，冶金部经济专科学校党委书记兼校长，第五届、第六届浙江省政协常委、提案委员会主任。

或许是经历过动荡，参加过战争，戴光老人对党有着难解的深情。一顶军帽，保持得干净有型，帽子中间的五角星鲜红如初。我们问戴燕敏："老人家是不是因为知道我们要来，特意戴上这顶帽子？"戴燕敏笑着说："父亲一年四季都戴着他的宝贝军帽。"也因此，戴光老人三四年前依旧坚持看报读书，时刻关注国内外大事。戴燕敏告诉我们："我父亲对国内外形势了如指掌，哪个洲的什么事，他不用看地球仪也都知道。从小，父亲也会教导我们记得每天关注国家大事。"

去年新冠肺炎疫情起来之时，戴光老人虽然视力已经下降，听力也不太好了，可他依旧敏锐地从身边人的变化之中察觉到了端倪，于是问女儿："是不是发生了什么事，怎么大家都戴起了口罩？"至今，他还在关注着国内外疫情的发展，老人家的心里敞亮着呢！

····· 中医养生，保驾护航 ·····

2010年以后，戴光老人先后在浙江省立同德医院住了八九年。最初的几年，是由夫人韩惠卿陪护。在几十年的革命生涯中，戴光与韩惠卿既是夫妻又是战友。2018年，韩惠卿去世，小女儿戴燕敏接过母亲的班，全心全意照料父亲。

在医护人员和女儿的悉心照料之下，戴光老人每日的生活平静而有规律，休息、看报、听广播，还会定时外出散步。令人惊异的是，老人一日三餐和散步的时间，即使没人提醒，他的生物钟也会自动反应，有时候陪护的阿姨忙得忘记了，老人还会主动提醒。看护老人多年的医护人员同我们说：“作为一个百岁老人，戴老的眉眼依然清秀，这是很难得的。”

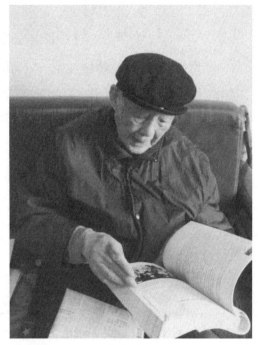

戴光老人

对于父亲的良好状态，戴燕敏说，一方面是有中医的保驾护航，另一方面也与老人多年来的饮食习惯和生活方式有关。

戴光老人的父辈是中医，夫人韩惠卿的父亲也是当年有名的中医。对于祖国传统医学，戴光老人自小情感深厚。他喜欢阅读医书，家中常年订阅中医杂志，《中国老年报》上的中医信息也时常关注。在传统文化的浸润下，老人身上生发着一股儒雅气息。

在戴燕敏的记忆之中，老人之前有慢性萎缩性胃炎，也是靠中药调理好的。那是他80多岁的时候，已经不能再做胃镜，于是医院提议可以吃中药调养。“父亲的胃现在状态很不错，吃饭什么的都可以正常吸收，”戴燕敏说，“所以几十年来，跟他讲吃中药、做针灸，他都乐于接受。这些年来，确实是中医在给他的健康保驾护航。”

▪▪▪▪▪ 饮食有节，"文""武"双全 ▪▪▪▪▪

因为信任中医等传统文化奉行的养生之道，戴光早年就开始践行。在饮食方面，他向来不挑食，不过量，奉行"七分饱"。这样既满足了身体需求，又不给身体带来额外负担，还省去了暴饮暴食带来的浪费。成家以后，戴光也将这个观念传达给家人。说到这里，戴燕敏还提到一件趣事："有时父亲和我们一起出去吃饭，吃饭前父亲就念叨着：'七分饱，吃不完的打包带回去！'，引得我母亲同他开玩笑：'还没吃呢，怎么就打包上了？'"

戴光老人也是极爱品茶的，几十年来，喝茶这件事从未中断过。对于浙江省的名茶，他如数家珍。戴燕敏说父亲平时偏爱泰顺的高山茶，知道父亲好这一口，她每年都买一些回来，让父亲尝鲜。喝一口香茶，感受四季的变化，老人在茶的馨香里细细品味人生。

古代养生名著《寿世宝元》里说："诗书悦心，可以延年。"老人自年轻时起就十分喜爱书画，在纵览名家作品的过程中陶冶情操。以前在大学工作的时候，他还常常和学生交流这些内容。弈棋也是老人所喜爱的，尤其擅长围棋。

闲暇之时，他会泡上一杯茶，而后摊开宣纸，在一笔一画的挥毫泼墨中，感受书法带给他的平心静气。或是摆上棋盘，在一棋一子中，体会心神合一的境界。

爱品茶，爱棋画，聊到这儿的时候，忍不住想象年轻时的戴老该是儒雅的翩翩公子模样吧？可是别忘了，戴老是上过战场的"老革命"，他的养生之道，有"静"也有"动"。

据戴燕敏回忆，老人一直坚持冬泳，每年的11月份就开始了。20世纪70年代，50多岁的戴光在建德的一个大学工作，冬泳成了那里的师生对他的深刻印象之一。除此之外，他对于球类运动同样很擅长，特别是篮球和羽毛球。后来年龄大了，剧烈的运动做不了，他就打太极拳，91岁高龄的时候还会在省立同德医院楼下打上那么一套拳，引得旁人驻足赞叹。时至今日，戴光老人依旧坚持每天"运动养生"的习惯，从卫生间出来都是由人搀扶着慢慢走到床边。

如今的戴光老人，记忆力依旧惊人，连晚辈的生日都记得清清楚楚，到了生日的月份，他还会主动给子女、孙子孙女、曾孙子曾孙女发红包。

·····恬淡虚无，以己育人 ·····

《素问·上古天真论》里提倡养生要"恬淡虚无"，做到心境平和宁静，外不受物欲之诱惑，内不存情虑之激扰。戴光老人很早就做到了这一点。

戴燕敏说："我有时候觉得父亲之所以长寿，就是心态好。他一直很低调，并不在意名利。也有人跟我说，父亲能长寿，可能就是因为不争！"按照戴光的经历和履历，他应该晋升至更高级别，但他从未在意过虚名，也从未刻意去争过什么。戴光低调到什么程度呢？他在家中从未大谈特谈过自己的人生，就连他的"英雄往事"，几个子女都是从报道上看来的。

戴燕敏直言，就是这样一位低调、话不多的父亲，用他的一言一行影响着晚辈。

他讲究卫生，早在几十年前，就坚持分筷分勺；他讲究条理，每天起床把被子叠得方方正正，看过的报纸也都按期编好，方便查找；他为人守时，时间观念强，以前的司机都说："戴老几乎没有让我等过，经常是我准时来接时，戴老已经在楼下等着了。"

第五章 晚年有乐，其道天真

他心系家人，作为家中长子，每逢过年他都会合理地给予老家弟兄们金钱资助，几十年如一日，哪怕如今弟兄们的生活水平都已经提高了，他依然会叮嘱女儿往老家寄钱；他谦逊真诚，在医院的这些年，积极配合医护人员，从未摆过架子。因为疫情的关系，很长一段时间都不能出去散步，他对此也非常理解。多来年，医护人员与戴光老人之间就像家人一样地相处。2020年老人100虚岁生日时，医院为他准备了生日蛋糕，把房间装饰得既喜庆又热闹，医护人员与家人一起陪他度过了这美好而特别的日子。

"因为言传身教做得好，我的女儿对外公也很敬仰，现在一些有关父亲的文章，都是她在写。"戴燕敏说到这里的时候，语气是骄傲的。

戴光老人的经历难以复制，但生命的坚韧与智慧却感染着每一个人。中医养生四大基石"饮食有节、起居有常、心胸有量、动静有度"在他的身上得到了很好的体现。家人无微不至的陪伴和医护人员全方位的照料，给戴光老人带来了心理慰藉，而与戴光老人相处，又何尝不是在获得一往无前的生命能量呢？

徐献章、田兰菊

百岁夫妻的生命童话

文 / 宋春晓

采访时间 / 2021年4月

人生名片

徐献章、田兰菊，他们均出生于1921年，16岁时两人结为夫妻。徐献章1954年加入中国共产党，担任过村农业生产合作社社长，后被县水利局抽调至马渡大桥筹建处工作。目前双百夫妻恩爱如初，相伴相持。

《诗经》里的那句"执子之手，与子偕老"是人们对爱情和生命最美好的追求。在丽水缙云县的一座古村里，有一对夫妻，出生于1921年，从遥远的岁月里携手而来，走过漫长的岁月，如今依然恩爱如初。他们坐在院子里，对着镜头，老爷爷牵起爱人的手，老奶奶害羞地往丈夫身上一靠，如同18岁初恋女孩的纯真。这是爱情的模样，也是纯真的生命童话。

慈孝家风，行之安然

缙云县的黄碧村又叫碧川。相传轩辕黄帝平定中原后自

第五章 晚年有乐，其道天真

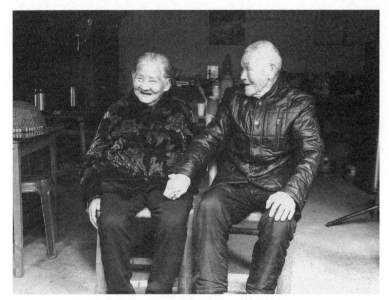

徐献章（右）和田兰菊（左）夫妇

北南来，前往仙都铸鼎炼丹，曾驻跸于此，故名"黄跸"，又因其地势形似"川"字，雅称"碧川"。村口两棵几百年树龄的古树蓬勃生长着，枝繁叶茂的苍翠和遒劲弯曲的古朴，给人强烈的新与旧的冲击。沿着弯弯曲曲的小巷子行走，穿过小小的弄堂，便到了这对百岁夫妻家的院子。院子亮堂，兰花肆意生长，徐献章和田兰菊夫妇就坐在大堂的一侧。

与中国共产党同龄的两位老人今年都刚好是100周岁。他们虽然满头银发，但精神很好，衣服穿戴很是整洁干净。

田兰菊是缙云县庐膛村人，她和徐献章的相遇，源自另一段喜事。那时候徐献章11岁，姨妈家娶儿媳妇办喜宴，田兰菊也来喝喜酒，两人就此相遇，结下缘分。田兰菊的母亲对徐献章的评价很好，后来还邀请他来家里做客，住了一个多月。16岁，两人顺理成章地结为夫妻。

浙江省中医药学会副会长王晓鸣坐在老人跟前，搭了徐献章老人的脉，告诉老爷子："我搭过您的脉，您可以活到

120岁！"老人笑开了怀。这虽是句玩笑，但随后王晓鸣向大家解释："从中医的角度说，老爷子是典型的寿脉，尺脉深而长，四个手指头放上去脉搏都很强，他的脉搏可以作寿脉的教学。"徐献章老人除了腿脚不便，偶有咳嗽外，身体状况很好。晚辈每年带二老去体检，各方面指标也都很正常。"医生也说'比年轻人都好'。"小女儿徐彩春说的时候很自豪。

徐献章老人家里现在是五世同堂，第五代已经11岁了。82岁的大儿子重病在医院，其他晚辈轮流到家里照顾老人，每个人照顾一星期，女儿有嫁到新建、靖岳的，轮到时就赶过来。他们的家庭氛围很好，每个人开朗热情又有分寸，让客人觉得很舒适，让其他人很容易融入其中。徐彩春说："父母亲年轻的时候性格很开朗，也爱笑，和儿媳们相处得都很好。如今母亲耳朵不大好，才一个人坐在旁边不说话。"父亲徐献章却和大家聊了很多。他十三四岁的时候，缙云县县长帮助国民党选拔人才，他被派往杭州参加考试，考了第一名，入了黄埔童子军校。但徐献章是独子，他在学校上了三天学，母亲就赶到学校，把儿子"要"了回来。徐献章德才兼备，大家推举他担任村里农业生产合作社社长，带领大家修建黄碧村水库，解决了全村饮用水和农业灌溉用水问题，造福了后代。后来，他还被县水利局抽调到马渡大桥筹建处工作。徐家还是制陶世家，如今院子里的几个有年头的陶瓷罐子都是那时候做的。

客厅的墙上挂着徐献章父母亲的照片，两人穿着长袍，戴着圆帽，是清末民初时候的装扮，另一侧则是如今的全家福照片。徐彩春说，母亲时时怀有一颗感恩之心，甚至对儿女也是这样。"早上母亲还说，今世我们这么孝顺她，下辈子要还我们的恩。我跟她说，我们是你们养大的，现在你们

第五章　晚年有乐，其道天真

203

老了，应该我们养。"子女们都觉得孝敬父母是儿女报答父母的养育之恩，父母对儿女报恩从何谈起？徐献章老人是1954年入党的老党员，对党和国家怀有很高的敬意，他坚定地说："没有共产党就没有今天。"徐献章感恩党和国家带来今天的和乐安宁，田兰菊感念子女不辞辛苦的孝顺之情。二老的生活观、价值观深深影响着子女，父母慈爱，儿女孝顺，徐家有着优良的家风。

当徐献章老人说起年轻时一天抽两包烟时，女儿笑着反驳道："他骗你们的，年轻的时候没钱，哪里舍得抽两包。如果买了一包烟，就是吃了饭才抽一根，一般不抽的，他乱说。"完全是一副父亲与孩子日常斗嘴的模式，惹得在座的人哈哈大笑。在女儿徐彩春的眼里，父亲有时候很可爱，比如身体不舒服时晚辈帮他贴膏药，刚贴上，走了两步就说："哦！这个膏药真好！"

······ 红酥手，红曲酒 ······

陆游在词里写道："红酥手，黄縢酒。"绍兴黄酒是至今依然深受人们喜爱的佳酿。而在丽水地区，人们口中的"黄酒"和陆游笔下的黄酒却并非同一种。丽水的"黄酒"是一种以红曲酿制而成的酒，即红曲酒，是徐献章夫妇几十年如一日，每天都要喝的酒。

徐彩春说，父亲年轻的时候就很喜欢喝红曲酒，家里也有自己酿制红曲酒的传统。过去家里人多，每年都要用自家窑里打造的大缸做一大缸。现在父亲行动不便，就把方法教给小女儿，父亲说，她做。徐彩春的红曲酒也酿得很好，但她很谦虚："方法是爸爸的，我只负责做。"做好以后，徐彩春就装满一小瓶给父母日常饮用，二老如今通常每天中午都要喝上一点。

红曲酒是丽水、金华、台州、温州等地区流行的农家自酿酒，通常在冬天酿制，用红曲发酵。酒做得好，易储存，不会变味。除了直接饮用，坐月子的妇人用红曲酒来煮鸡蛋，放点生姜，按老一辈的说法，这是大补的。王晓鸣说："红曲还是味中药，有降血脂、助消化、活血化瘀的作用。《本草衍义补遗》说红曲'活血消食，健脾暖胃，赤白痢下水谷'。"

当陆游写下《钗头凤》的时候，他的爱情已是过去式，但徐献章和田兰菊的这杯红曲酒，却喝了84年。84年的婚龄，让徐献章和田兰菊成为丽水市婚龄最长的百岁老人。

说起父母的爱情，徐彩春深有感触。母亲胆子小，不敢一个人睡，夫妻俩到现在还是睡在一张小床上，非常恩爱。老人年纪大了，上厕所、洗澡时下蹲、起立不便，也是互相扶持。父亲的脊椎不好，就是因为一次"帮扶"意外造成的。老人家爱干净，习惯在浴盆里洗澡。"爸爸妈妈在96岁的时候，妈妈洗完澡，站不起来，我爸爸就赶忙去扶，但妈妈比较重，爸爸也没什么力气，一扶，两个人都蹲下去了，爸爸的脊椎骨就受伤了，留下了病根。"徐彩春既感欣慰，又感到惋惜。

徐献章老人好养兰花，过去曾有人以大价钱求取而不得。如今满院子葱茏苍翠，清雅诗意。

要离开的时候大家一起合影，子女们给二老理好衣服。徐献章老人很开心，端坐在镜头面前，还特别帅气地牵起爱人的手，惹得妻子害羞地倚在丈夫肩膀上笑了。

慈孝和感恩的家风让徐献章和田兰菊老人保持好的情绪，并营造了和乐的家庭氛围，而他们以心换心、互相扶持的爱情如同缙云的红曲酒，历经岁月依然散发着醇香。

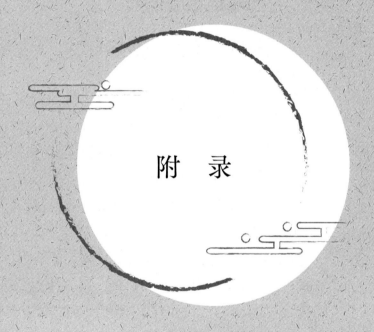

附　录

中国公民健康素养
——基本知识与技能（2015年版）

一、基本知识和理念

1．健康不仅仅是没有疾病或虚弱，而是身体、心理和社会适应的完好状态。

2．每个人都有维护自身和他人健康的责任，健康的生活方式能够维护和促进自身健康。

3．环境与健康息息相关，保护环境，促进健康。

4．无偿献血，助人利己。

5．每个人都应当关爱、帮助、不歧视病残人员。

6．定期进行健康体检。

7．成年人的正常血压为收缩压≥90mmHg且<140mmHg，舒张压≥60mmHg且<90mmHg；腋下体温36～37℃；平静呼吸16～20次/分；心率60～100次/分。

8．接种疫苗是预防一些传染病最有效、最经济的措施，儿童出生后应当按照免疫程序接种疫苗。

9．在流感流行季节前接种流感疫苗可减少患流感的机会或减轻患流感后的症状。

10．艾滋病、乙肝和丙肝通过血液、性接触和母婴三种途径传播，日常生活和工作接触不会传播。

11．肺结核主要通过病人咳嗽、打喷嚏、大声说话等产生的飞沫传播；出现咳嗽、咳痰2周以上，或痰中带血，应当及时检查是否得了肺结核。

12．坚持规范治疗，大部分肺结核病人能够治愈，并能有效预防耐药结核的产生。

13．在血吸虫病流行区，应当尽量避免接触疫水；接触疫水后，应当及时进行检查或接受预防性治疗。

14．家养犬、猫应当接种兽用狂犬病疫苗；人被犬、猫抓伤、咬伤后，应当立即冲洗伤口，并尽快注射抗狂犬病免疫球蛋白（或血清）和人用狂犬病疫苗。

15．蚊子、苍蝇、老鼠、蟑螂等会传播疾病。

16．发现病死禽畜要报告，不加工、不食用病死禽畜，不食用野生动物。

17．关注血压变化，控制高血压危险因素，高血压患者要学会自我健康管理。

18．关注血糖变化，控制糖尿病危险因素，糖尿病患者应当加强自我健康管理。

19．积极参加癌症筛查，及早发现癌症和癌前病变。

20．每个人都可能出现抑郁和焦虑情绪，正确认识抑郁症和焦虑症。

21．关爱老年人，预防老年人跌倒，识别老年期痴呆。

22．选择安全、高效的避孕措施，减少人工流产，关爱妇女生殖健康。

23．保健食品不是药品，正确选用保健食品。

24．劳动者要了解工作岗位和工作环境中存在的危害因素，遵守操作规程，注意个人防护，避免职业伤害。

25．从事有毒有害工种的劳动者享有职业保护的权利。

二、健康生活方式与行为

26．健康生活方式主要包括合理膳食、适量运动、戒烟限酒、心理平衡四个方面。

27．保持正常体重，避免超重与肥胖。

28．膳食应当以谷类为主，多吃蔬菜、水果和薯类，注意荤素、粗细搭配。

29．提倡每天食用奶类、豆类及其制品。

30．膳食要清淡，要少油、少盐、少糖，食用合格碘盐。

31．讲究饮水卫生，每天适量饮水。

32．生、熟食品要分开存放和加工，生吃蔬菜水果要洗净，不吃变质、超过保质期的食品。

33．成年人每日应当进行6~10千步当量的身体活动，动则有益，贵在坚持。

34．吸烟和二手烟暴露会导致癌症、心血管疾病、呼吸系统疾病等多种疾病。

35．"低焦油卷烟""中草药卷烟"不能降低吸烟带来的危害。

36．任何年龄戒烟均可获益，戒烟越早越好，戒烟门诊可提供专业戒烟服务。

37．少饮酒，不酗酒。

38．遵医嘱使用镇静催眠药和镇痛药等成瘾性药物，预防药物依赖。

39．拒绝毒品。

40．劳逸结合，每天保证7~8小时睡眠。

41．重视和维护心理健康，遇到心理问题时应当主动寻求帮助。

42．勤洗手、常洗澡、早晚刷牙、饭后漱口，不共用毛巾和洗漱用品。

43．根据天气变化和空气质量，适时开窗通风，保持室内空气流通。

44．不在公共场所吸烟、吐痰，咳嗽、打喷嚏时遮掩口鼻。

45．农村使用卫生厕所，管理好人畜粪便。

46．科学就医，及时就诊，遵医嘱治疗，理性对待诊疗结果。

47．合理用药，能口服不肌注，能肌注不输液，在医生指导下使用抗生素。

48．戴头盔、系安全带，不超速、不酒驾、不疲劳驾驶，减少道路交通伤害。

49．加强看护和教育，避免儿童接近危险水域，预防溺水。

50．冬季取暖注意通风，谨防煤气中毒。

51．主动接受婚前和孕前保健，孕期应当至少接受5次产前检查并住院分娩。

52．孩子出生后应当尽早开始母乳喂养，满6个月时合理添加辅食。

53．通过亲子交流、玩耍促进儿童早期发展，发现心理行为发育问题要尽早干预。

54．青少年处于身心发展的关键时期，要培养健康的行为生活方式，预防近视、超重与肥胖，避免网络成瘾和过早性行为。

三、基本技能

55．关注健康信息，能够获取、理解、甄别、应用健康信息。

56．能看懂食品、药品、保健品的标签和说明书。

57．会识别常见的危险标识，如高压、易燃、易爆、剧毒、放射性、生物安全等，远离危险物。

58．会测量脉搏和腋下体温。

59．会正确使用安全套，减少感染艾滋病、性病的危险，防止意外怀孕。

60．妥善存放和正确使用农药等有毒物品，谨防儿童接触。

61．寻求紧急医疗救助时拨打120，寻求健康咨询服务时拨打12320。

62．发生创伤出血量较多时，应当立即止血、包扎；对怀疑骨折的伤员不要轻易搬动。

63．遇到呼吸、心跳骤停的伤病员，会进行心肺复苏。

64．抢救触电者时，要首先切断电源，不要直接接触触电者。

65．发生火灾时，用湿毛巾捂住口鼻、低姿逃生；拨打火警电话119。

66．发生地震时，选择正确避震方式，震后立即开展自救互救。

中国公民中医养生保健素养

2014年6月6日，国家中医药管理局与国家卫生和计划生育委员会联合发布《中国公民中医养生保健素养》，旨在提高我国公民中医养生保健素养，提升公民健康水平。《中国公民中医养生保健素养》内容紧扣中医药特色，围绕情志、起居、饮食、运动及中医养生等，介绍了公民适宜掌握的中医药基本知识。

一、基本理念和知识

1．中医养生保健，是指在中医理论指导下，通过各种方法达到增强体质、预防疾病、延年益寿目的的保健活动。

2．中医养生的理念是顺应自然、阴阳平衡、因人而异。

3．情志、饮食、起居、运动是中医养生的四大基石。

4．中医养生保健强调全面保养、调理，从青少年做起，持之以恒。

5．中医治未病思想涵盖健康与疾病的全程，主要包括三个阶段：一是"未病先防"，预防疾病的发生；二是"既病防变"，防止疾病的发展；三是"瘥后防复"，防止疾病的复发。

6．中药保健是利用中药天然的偏性调理人体气血阴阳的盛衰。服用中药应注意年龄、体质、季节的差异。

7．药食同源。常用药食两用的中药有：蜂蜜、山药、莲子、大枣、龙眼肉、枸杞子、核桃仁、茯苓、生姜、菊花、绿豆、芝麻、大蒜、花椒、山楂等。

8．中医保健五大要穴是膻中、三阴交、足三里、涌泉、关元。

9．自我穴位按压的基本方法有：点压、按揉、掐按、拿捏、搓擦、叩击、捶打。

10．刮痧可以活血、舒筋、通络、解郁、散邪。

11．拔罐可以散寒湿、除瘀滞、止肿痛、祛毒热。

12．艾灸可以行气活血、温通经络。

13．煎服中药避免使用铝、铁质煎煮容器。

二、健康生活方式与行为

14．保持心态平和，适应社会状态，积极乐观地生活与工作。

15．起居有常，顺应自然界晨昏昼夜和春夏秋冬的变化规律，并持之以恒。

16．四季起居要点：春季、夏季宜晚睡早起，秋季宜早睡早起，冬季宜早睡晚起。

17．饮食要注意谷类、蔬菜、水果、禽肉等营养要素的均衡搭配，不要偏食偏嗜。

18．饮食宜细嚼慢咽，勿暴饮暴食，用餐时应专心，并保持心情愉快。

19．早餐要好，午餐要饱，晚餐要少。

20．饭前洗手，饭后漱口。

21．妇女有月经期、妊娠期、哺乳期和更年期等生理周期，养生保健各有特点。

22．不抽烟，慎饮酒，可减少相关疾病的发生。

23．人老脚先老，足浴有较好的养生保健功效。

24．节制房事，欲不可禁，亦不可纵。

25．体质虚弱者可在冬季适当进补。

26．小儿喂养不要过饱。

三、常用养生保健内容

27．情志养生：通过控制和调节情绪以达到身心安宁、情绪愉快的养生方法。

28．饮食养生：根据个人体质类型，通过改变饮食方式，选择合适的食物，从而获得健康的养生方法。

29．运动养生：通过练习中医传统保健项目的方式来维护健康、增强体质、延长寿命、延缓衰老的养生方法，常见的养生保健项目有太极拳、八段锦、五禽戏、六字诀等。

30．时令养生：按照春夏秋冬四时节令的变化，采用相应的养生方法。

31．经穴养生：根据中医经络理论，按照中医经络和腧穴的功效主治，采取针、灸、推拿、按摩、运动等方式，达到疏通经络、调和阴阳的养生方法。

32．体质养生：根据不同体质的特征制定适合自己的日常养生方法，常见的体质类型有平和质、阳虚质、阴虚质、气虚质、痰湿质、湿热质、血瘀质、气郁质、特禀质九种。

四、常用养生保健简易方法

33．叩齿法：每天清晨睡醒之时，把牙齿上下叩合，先叩臼齿30次，再叩前齿30次。有助于牙齿坚固。

34．闭口调息法：经常闭口调整呼吸，保持呼吸的均匀、和缓。

35．咽津法：每日清晨，用舌头抵住上颚，或用舌尖舔动上颚，等唾液满口时，分数次咽下。有助于消化。

36．搓面法：每天清晨，搓热双手，以中指沿鼻部两侧自下而上，到额部两手向两侧分开，经颊而下，可反复10余次，至面部轻轻发热为度。可以使面部红润光泽，消除疲劳。

37．梳发：用双手十指插入发间，用手指梳头，从前到后按搓头部，每次梳头50～100次。有助于疏通气血，清醒头脑。

38．运目法：将眼球自左至右转动10余次，再自右至左转动10余次，然后闭目休息片刻，每日可做4～5次。可以清肝明目。

39．凝耳法：两手掩耳，低头、仰头5～7次。可使头脑清净，驱除杂念。

40．提气法：在吸气时，稍用力提肛门连同会阴上升，稍后，再缓缓呼气放下，每日可做5～7次。有利于气的运行。

41．摩腹法：每次饭后，用掌心在以肚脐为中心的腹部顺时针方向按摩30次左右。可帮助消化，消除腹胀。

42．足心按摩法：每日临睡前，以拇指按摩足心，顺时针方向按摩100次。有强腰固肾的作用。

寿脉名论评议

文 / 盛增秀

来源 /《浙江中医杂志》2013 年 7 月第 48 卷第 7 期

脉学是中医诊断学的重要内容，它源远流长，特色鲜明，是我国传统医学中的瑰宝，也是世界医学领域中特有的诊断方法，具有很高的实用价值。在中医学文献中，脉学的论著十分丰富，异彩纷呈，其内容大致包括诊脉大法、诸脉形象、诸脉主病主治和对疾病转归及预后的判断等四大方面。其中"寿脉"是指长寿的脉象，是平脉中最为吉祥者。现代社会随着人民生活水平的提高，长寿是人们的美好愿望和期盼。究其长寿的原因，有先天禀赋雄厚，也有后天颐养得宜，两者协调，相互既济，有望"尽终其天年，度百岁乃去"。这里值得一提的是，对于长寿的征象，脉学中有不少精辟的记述，兹选录有关名论评议如下。

名论：《脉诀刊误》：深且长，寿脉也。尺脉长，根深蒂固；心脉长，神气有余。《脉理会参》：脉上鱼际，平人神色充实而有此，乃天禀之厚，主寿。《世医得效方》：再再寻之，至骨不绝者，天年有永矣。《四诊抉微》：吴鹤皋曰：神气充实，一手或两手脉上鱼际必寿。素无此脉，一旦见者，阴乘阳也，为逆气喘息。《脉如》：老人两尺脉沉长滑实，寿可期颐，且征瓜瓞之盛。《脉诀启悟注释》：长而清圆，脉长圆浑，气清流利。寿征之诊。长则气治，故主寿征。《脉法大成》：天禀厚，元神满，脉常溢于鱼际，其人多寿。《脉说》：长而和缓为寿征。心脉长，神强气壮；肾脉长，蒂固根深。

评议："深且长"，是寿脉的主要征象。所谓"深"，《世医得效方》"至骨不绝"是对"深"的具体描述。按脉与脏腑的配属，尺脉属肾，肾藏精，为先天之根。"尺脉长"，表明其人肾精充盈，元气充沛，乃"根深蒂固"之佳象，先天禀赋厚实之明征。"脉贵有根"，此之谓也。又"心脉长"，是指寸脉上鱼际，因寸部属心，心主神明，为君主之官，该部脉长，提示其人神气清明旺盛，故属长寿之征象。这里需要强调指出的是，长脉固然是寿脉，但必须是"长而和缓"（注："和缓"乃有胃气之象），或"长而清圆"（注文见前），且素有此脉，"神色充实"，方是无病长寿之脉。反之，若突然出现长脉，多系病态，诚如《脉经》所说："上鱼为溢（指溢脉），为外关内格，此阴乘之脉也……入尺为覆（指覆脉），为内关外格，此阳乘之脉，故曰覆溢。"又说："脉来过寸入鱼际者，遗尿"；"脉出鱼际，逆气喘息"。《脉诀刊误》亦说："《内经》心脉搏坚而长，病舌卷不能言，至肾脉坚而长，病折腰。"《医脉真经》引《脉诀》谓：长脉"病主阳盛入里，三焦烦躁，阳毒蕴蓄，身体壮热"。由是观之，长脉作为长寿之脉，须有一定的条件，不可轻易凭此即可断为寿脉，务必综合全身情况，方能作出较为客观、正确的判断。

名论：《脉语》曰：老者脉旺而非躁，此天禀之厚，引年之叟也，名曰寿脉。《医级》曰：老者气血已衰，脉宜衰弱，过旺则病，若脉盛而不躁，健饭如常，此禀之厚，寿之征也。

评议：人至老年，就生理状态而言，大都气血已衰，精力减弱，这在《素问·上古天真论》中有明确的论述。所以老人的脉象一般较为虚弱，这是正常现象。但亦有年老脉搏旺盛，而非躁疾（注：指脉象和缓），且"健饭如常"，乃属天赋雄厚，寿可期颐矣！

名论：《脉诀乳海》：性急之人，期脉和缓，当是寿征。

评议：性情与脉象有一定的关联。《中藏经》说："性急则脉急，性缓则脉缓。"《医脉真经》亦说："性急者脉疾，性缓者脉迟，性刚者脉躁，性静者脉和。"此乃言其常；《脉诀乳海》所说"性急之人，其脉和缓，当是寿征"。此乃言其变。但这里的"变"脉，非指病变，乃长寿之佳象，以"其脉和缓"故也。《脉象统类》说得好："从容和缓，乃脾家之正脉……即为胃气脉。""脉以胃气为本"，即此意也。

总之，寿脉是古人长期实践的经验总结，有一定的实用价值。但中医在整体观念的主导下，诊法强调望、闻、问、切结合，因此判断一个人是否长寿，单凭脉象显然是不够全面的，应该"四诊"合参，综合全身情况，方称允当。特别是现代生命科学和技术的不断发展，如遗传理论和基因学说的日益提高，对于长寿的预测有重要参考价值，很值得我们借鉴和重视。

子午流注与十二时辰养生

文 / 肖鲁伟

　　非常高兴来到温州参加温州市中医药学会内科学术年会，首先，热烈祝贺学术年会顺利召开。我今天之所以选择这么一个题目跟大家沟通，是源于对百岁老人的调研。根据我们调研的结果，养生有两种，一种叫自然养生，一种叫科学养生。科学养生需要计算体重、身高、血脂、血压。自然养生是顺从天命，顺应自然。通过对百岁老人的调研，我们发现，几千年来形成的衣食住行的习惯实际上是最好的养生，回归自然才是最重要的。

一、子午流注与五运六气

　　我对子午流注、五运六气非常感兴趣。大家知道《内经》里面最难学的就是五运六气，在《内经》运气七大篇中有专门讲五运六气的文章，怎么学也学不会，怎么看也看不懂。于是我就去找师傅，全国有两位师傅，一位师傅会写，一位师傅会做，会写的是长春中医药大学的苏颖教授，在卫生部和教育部的共同支持下，创办了五运六气教学实验基地，编写了专门的教材来教授如何观天象、做日晷，讲年运、岁运、日运、时运等。安徽中医药大学的顾植山教授写了非常多关于五运六气的文章，临床应用也做得非常好。他退休以后，在无锡市中医院创办了五运六气临床应用培训班，我有幸在他的学习班中学习，有了很多的收获。今年顾植山教授组织成立了中华中医药学会五运六气研究专家协作组，并邀请我担任学术顾问，我很高兴地接受了邀请，希望能够更好地学习。

五运六气有专门的计算方法，根据天运、星辰的变化，根据历史上地气的变化总结出来一套治病与养生的方法。这套算法要画出星际图，根据北斗七星在四季的变化，以及和周边星座的关系来进行计算，非常复杂，也难掌握。我在向顾植山老教授学习的过程中遇到了一位浙江的企业家，他提出可以开发专门的软件来完成这些复杂的计算，通过计算机得出来年的岁运，能大大提高效率，这就是现代科技与经典文化的结合。

二、关于健康的相关研究

习近平总书记说过："没有全民健康，就没有全面小康。"健康问题越来越重要。有数据显示，到2050年，我国60岁以上的人群将占总人群的50%，真正进入老年社会。过去的三次社会调查显示，老百姓最关心的问题位列前三的分别是教育、医疗和养老，医疗和养老同属于健康问题。习近平总书记提出："将健康融入所有政策，人民共建共享。"总书记提出的这一观点是一个非常大的转型，也就是说，促进健康是全方位的，不只是卫生部门的事，所有与健康工作有关的政府部门都有责任，都要担当起建设健康中国的责任。

世界卫生组织在《迎接21世纪挑战》中讲道：21世纪，医学将从疾病医学向健康医学发展，人类要主动掌握健康状态而非被动接受疾病。疾病的变化、环境的变化、需求的变化、卫生方针和政策的变化都告诉我们，要从疾病医学转到健康医学，如果不进行这个转变，疾病将越治越多，这一定不是医改的目标。现在的医院分科非常细，有的住院病人一天要吃十几种药，头晕吃神经药物，血压高吃降血压药，肝纤维化还有专门的药，看上去每一样都没错，但是这十几种药加在一起它一定是错的。中医讲君臣佐使，讲主治，但西医是针对疾病用药。美国解剖学会对衰老死亡人群的解剖结果显示，一个人平均有75种疾病，按照通常的方法至少要使用75种药物。但是美国的数据又表明，同时使用四种以上的药，药源性疾病的发病率就高达30%，在美国，因药源性疾病导致死亡的不在少数。

再来看看我国居民健康素养水平。健康素养指的是个人获取和理解基本健康信息和服务，并运用这些信息和服务作出正确决策，以维护和促进自身健康的能力。2008年我国的健康素养水平是6.48%，到了2015年也才达到10%，非常低的数字，但是过早死亡率却达到了18.5%，这说明发现和解决自身健康问题的能力还有待提高。大家可以去看看《中国公民健康素养——基本知识与技能（2015年版）》，那比我们今天讲的五运六气要好懂得多，但是真正能够按照它去做的人群比例不到10%。我们今天可以通过很多渠道去了解养生知识，也有很多机构在做药品宣传，但这些一定是正确的吗？举一个冬虫夏草的例子。根据医书里面的介绍，冬虫夏草的使用应该有特定的适应证，并且每次用量不超过10克。2016年，国家药监局明确指出，长期服用冬虫夏草是有害健康的，会导致砷超标，并发文叫停冬虫夏草用于保健品试点，把冬虫夏草归于药品管理。但是，市场上冬虫夏草还是存在，并且卖得很火，依然是保健品里最贵的。所以，我认为我们的任务还是非常地艰巨，应该把提高居民健康素养水平作为一个重要的工作，让大家知道怎么生活是健康的。

《中国居民营养与慢性疾病状况报告（2015年）》数据显示，中国居民高血压发病率为25.2%，糖尿病发病率为9.7%，慢性呼吸系统疾病患病率为9.9%，癌症发病率235/10万，慢病导致的死亡人数占总死亡人数的86.6%，糖尿病还有1.2亿人的后备力量。这种现状应该引起重视。作为中医医生，关键不是去治病，而是要宣传一种健康的养生理念。

根据卫生部门2010年的调研，近一半的医生有高血压病，是普通人群的2倍，40岁以上医生的患病率是普通人群的2倍，63.03%的医生感觉比以前更累，61.89%的医生觉得社会地位下降，32%的医生遭遇过医患纠纷，近一半的医生出现"职业倦怠"。可以自己对照一下，我们的身心健康有没有受到影响。世界卫生组织认为，影响健康的因素中，可控因素占60%，不可控因素占40%，不可控因素会越来越少，比如说遗传性的疾病，随着科学的进步，一定会控制到最小。

三、子午流注在养生上的运用

我们讲运气学说，讲到底就是人要按照自然规律来安排自己的生活。古代中医讲得非常清楚，未病的时候要养生，欲病施治，也就是将要得病的时候要去治，已病的时候要早治，病后要调节，防止复发。治未病的理念，经过这些年的宣传开始深入人心，但是还有很多老百姓不清楚治未病的理念，认为没病为什么要治。这时候就应该让他们知道治未病的概念，要顺应天时来调整不良生活习惯，健康地生活。古人讲："上古之人，其知道者，法于阴阳，和于术数，食饮有节，起居有常，不妄作劳，故能形与神俱，而尽终其天年，度百岁而去。"习近平总书记也说，新时代要解决的矛盾是人民日益增长的美好生活需要和不平衡不充分的发展之间的矛盾，但是以现在的形式发展，如此高的得病率，身体健康没有保障，拿什么去追求和享受美好生活？

《黄帝内经》中提到了寿运、年运、日运、五脏运、四时运。所谓"寿运"，用现代的话来说就是期望寿命。对于期望寿命，国家在"十三五"规划中提出，期望寿命要提高1岁。第二个是"年运"。年运是什么？古代皇帝到天坛、地坛祭拜天地，为了达到风调雨顺、五谷丰登，推测今年可能发生什么，会不会有大疫的发生，等等。顾植山教授在2008年通过五运六气测算出这一年一定有大疫，果然，这一年出现了"甲流"。我认为，对年运的掌握可能对我们是有帮助的。国家每年都在关注气象，这一年是暖冬还是寒冬，暖冬有暖冬的养生方法，寒冬有寒冬的养生方法，这就是对年运的运用。第三个是"日运"。日运就是在一天当中，早上应该干什么，中午应该干什么，晚上应该干什么。第四个是"五脏运"。五脏运就是五脏对应的金、木、水、火、土，金、木、水、火、土相生相辅。比如今年春节肝要大运，那么在春天养生的时候，对肝脏有损害的药物就要少用，对肝脏有损害的东西就要少吃。

2017年，一个关于"生物钟"的研究成果得了诺贝尔奖，获奖者的研究成果解释了许多动植物和人类是如何让生物节律适应随地球自转而来的昼夜变换的。古人很聪明，凭借着五官的感受以及对天地环境的观察，总结出五运六气，提出人要禀天气、地气而生，要符合天地之道。古人把哲学、文学、医学很好地结合起来，将那些无法解释的规律总结为"道"，也叫"运"。我们的工作就是要用现代的科学技术来解释古人的"道"，只有把它的道理解释清楚，中医学才会有新理论，才会在新理论上出现新疗法，才会走上创新发展的道路。所以，学习现代医学对于中医来说同样非常重要，中国医学一定要融合现代科技并具有时代特征，就像四大发明的活字印刷，尽管现代没有人在做活字印刷，但是它的原理却延续至今。所以我认为，现代的实践医学、实践药物学、实践生物学、实践病理学都是对五运六气的科学解释。

这是一张获诺贝尔奖的结论图，表示了人类在进化过程当中就形成的规律，圆轴代表24小时，中间的横线将上下分为两半，注明了什么时候血压会变化，什么时候情绪会变化，什么时候激素分泌会变化，什么时候人的眼睛很敏感，什么时候应该睡觉。实际上，我们的祖先早就用太极图来表达了这个观点。太极图是什么？在我学了五运六气以后才明白，太极图是根据日晷365天的影子，一个点一个点地连起

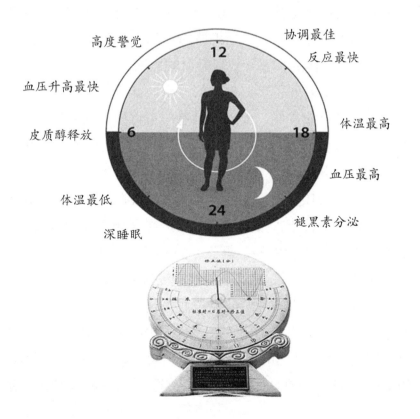

来而形成的，日晷反映了每天的时刻，让人们形成日常的生活规律。大家应该非常清楚《黄帝内经·素问·四季调神大论》中所说的"春三月"应该怎么做，"夏三月"应该怎么做，不这么做会怎么样，人们就是应该按照气候的变化主动地适应环境，做到饮食有节、作息规律，但是我们现代人很少能够做到这一点。

我曾经跟一家电视台的领导反映，媒体中所传播的两件事情对中国人的健康危害最大。第一是动不动就出现吸烟的镜头，结果就是我们一直以来都是烟的生产大国、烟的销售大国、烟的危害大国，这对国民健康是个极大的危害。第二是美食节目的宣传。美食节目上所谓的美食永远都是多盐多油，而且有十几种添加剂在里面，吃完过了口瘾，但是你的肠胃功能、你的健康却是大大地受到了损害。有数据显示，东北人平均每天吃盐16克，杭州人平均9克，东北人和南方人的平均寿命相差6岁，分析原因，东北人吃东西太咸，盐分太大，对身体的损害导致了寿命的短缩。

我给大家罗列了十二时辰的养生，如果大家都按照这样去做，那将会非常好，大家可以看一下百岁老人的特点。首先，子午时都应该是睡觉的时间，子时就是阴阳交界的时候，午时就是午休。百岁老人最大的特点就是睡眠时间充足，基本都在10小时以上，保证充足的睡眠。第二，可以看看百岁老人的舌苔，大部分的舌质呈现红润，并没有我们想象中那样应该是苍白的。第三，百岁老人的脉象非常特别，中医称之为"寿脉"。这就是他们顺应自然的结果。

最后，我想讲的是希波克拉底誓言。世界卫生组织对希波克拉底誓言每四年修改一次，这一次的修改增加了一个内容："我将重视自己的健康、生活和能力，以提供更高水准的医疗。我将分享我的医学知识，造福患者和推动医疗进步。"原先我们只讲医生该如何行医，而这一次强调了医生有责任去把自己的医学知识传授给大家，有责任管理好自己的健康，这也是我讲这堂课的目的。祝大家健康、平安、幸福！谢谢大家。

　　注：以上根据2017年温州市中医药学会内科学术年会上肖鲁伟所做《子午流注与十二时辰养生》讲话录音整理而成。

致谢

衷心感谢在百岁老人寻访过程中所有帮助过我们的工作人员，有你们的支持才使得这本书的编辑出版得以实现，谨此致谢！（以下人员按姓氏笔画排序）

马翔华　王华刚　朱近人　朱致贤　全仁夫
刘忠达　汤加利　孙里杨　李　叶　吴勇刚
汪慧君　沈钦荣　沈敏鹤　张可可　陈　伟
陈　眉　陈克平　周　波　郑希均　项家琪
胡斯球　侯春光　崔　云　章云樵　章关春
廖瑞龙